五臟活起來

肝心脾肺腎的自然減齡術

北京中醫藥大學醫學博士
尹生花 著
YIN SEIKA

瑞昇文化

Introduction

本書的「五臟養護訓練」是，
以中醫、東洋醫學的理論為依據，
再經由整體美容（Holistic Beauty）的實例研究、
超出20年以上的臨床經驗累積，
以及每日與顧客之間的對話所開發出來的。

在沙龍工作坊經常聽到這樣的問題，
明明非常努力鍛鍊身體，卻遲遲無法得到比過去更好的效果，
從30歲就開始煩惱更年期障礙，
不知道有沒有不仰賴藥物的方法？
因而讓我深刻感受到由內訓練身體的重要性。

「五臟養護訓練」主要是鍛鍊作為身體根基的「五臟」。
方法論的範圍非常廣，任何人都可以簡單開始，
只要採用適合自己的正確方法，
最終就可能改善深刻的煩惱。
透過把沙龍施術改良成簡單自我護理的「五臟養護訓練」，
輕鬆擺脫身體不適的困擾吧！

透過這本書，打開全新的訓練大門。
只要大家能透過每天的訓練，
自然獲得美麗，同時預防疾病於未然，
那將是我最大的喜悅。

尹 生花

目次

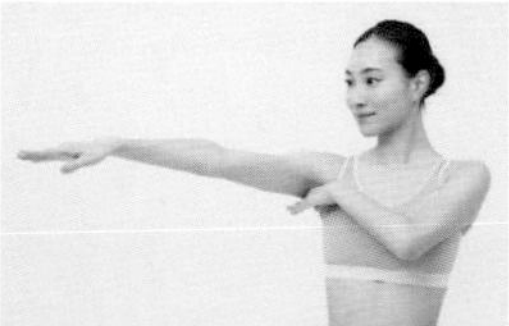

Chapter 3

五臟養護伸展操和穴位按壓 72

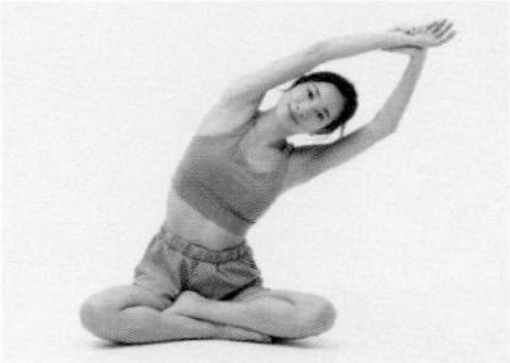

Chapter 4

頭、臉、頸部的五臟養護按摩 98

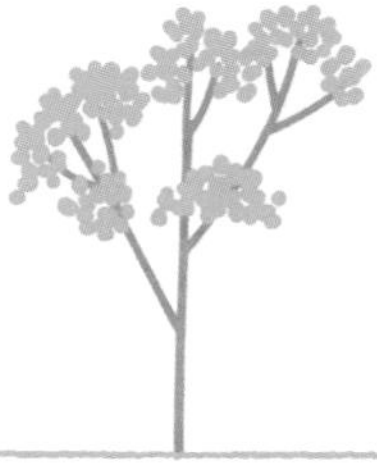

Chapter 5

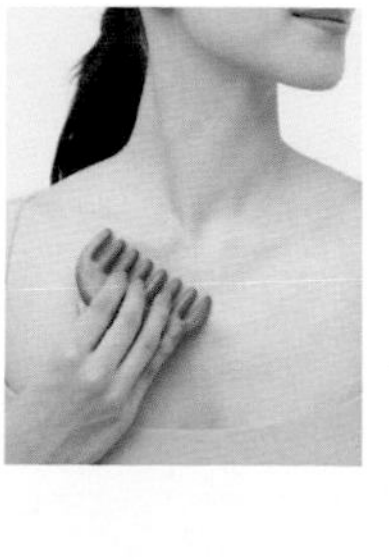

本書QR Code影片出自日文版『みんなの臓活トレーニング』，
版權為ワニブックス所有，因中日版本差異，
頁數有所不同，不影響內容觀看。

Chapter 6 五臟養護飲食 128

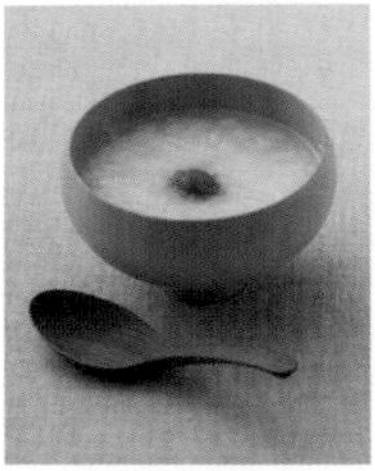

Chapter 7

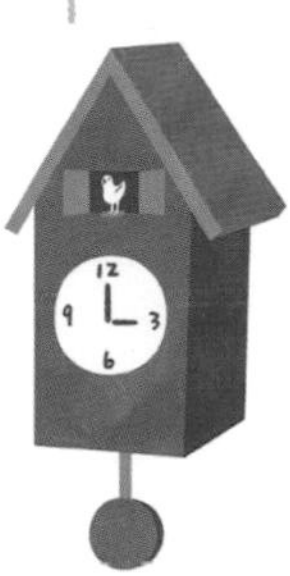

Chapter 8

本書介紹的方法有個人差異。
另外，如果目前有罹患疾病，請先向主治醫師詢問後再進行。

Chapter 1

什麼是五臟養護？

不同於肌肉訓練，
肌肉訓練是鍛鍊肉眼可見的肌肉，
五臟養護訓練則是鍛鍊、
活化位於身體內側，
肉眼所看不見的「五臟」。
在開始這個訓練之前，
先來了解
東洋醫學中的「五臟」
基礎知識與運用方法，
也就是所謂的「五臟養護」吧！
同時，也請一併參考
186頁的五臟地圖。

不同於西方「臟器」的「五臟六腑」

東洋醫學的五臟是指肝、心、脾、肺、腎，這些臟器和肝臟、心臟、脾臟、肺臟、腎臟等，西洋解剖學中可見的臟器概念並不相同。

這裡的五臟是把生存所必需的作用分類成五種臟器。指的並不是內臟本身，而是具備多種功能的存在。

例如，「肝」的功能是調整氣、血，使氣、血的流動更順暢、平穩，同時使其他臟器的生理功能更加協調。

一旦肝功能下降或失衡，就會出現血循環不良、臉色變差、容易產生黑斑等症

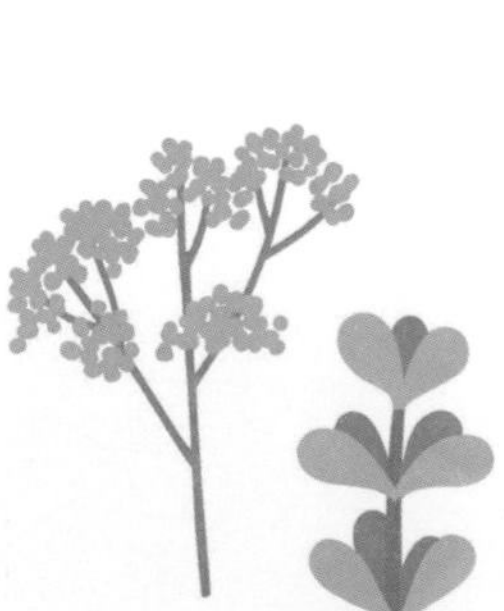

狀。

甚至，由於肝臟也與自律神經息息相關，因此，有時也會引起焦慮、易怒等精神方面的失調。

另外，五臟六腑的六腑是指，膽、小腸、胃、大腸、膀胱、三焦。六腑以肝和膽、心和小腸、脾和胃、肺和大腸、腎和膀胱的形式，和五臟各自匹配、相輔相成。三焦橫跨於五臟，與保護心臟的薄膜．心包（也有人把心包和五臟併稱為六臟）相互合作（參考186頁）。例如，脾和胃相互合作的關係，脾會吸收胃所消化的營養，然後以能量的形式，將其分配給全身。

五臟的作用和大自然形成一體

就如前一頁所陳述的，東洋醫學的五臟是，促使我們健康生存的基本要件。然後，肝、心、脾、肺、腎各自的作用，和季節的變遷有著密不可分的關聯。

在東洋醫學的世界裡，有個「天人合一」，把人類視為大自然的一部分的思想。人類和大自然或宇宙是一體的，如果把大自然視為大宇宙，那麼，人類就是其中的小宇宙，而構成人類這個小宇宙的基礎骨幹就是「五臟」。

人類是大自然的一部分，五臟和大自然本是一體。

春、夏、長夏／梅雨、秋、冬的季節循環流動著，動植物們也會隨著季節的轉換而反覆變化。

春天，樹木長出嫩芽；夏天，草木趁勢快速成長；秋天，樹葉隨著果實一起凋落；到了冬天，萬物就像熊冬眠那樣，開始停止活動，靜靜等待春天到訪。

就像動植物的生命隨著季節流動而生那樣，我們人類同樣也無法抗拒大自然的變化，因此循著大自然的腳步而生，才是人類應有的理想狀態，這才是活化五臟作用，讓生活更加輕鬆且舒適的最佳良方。

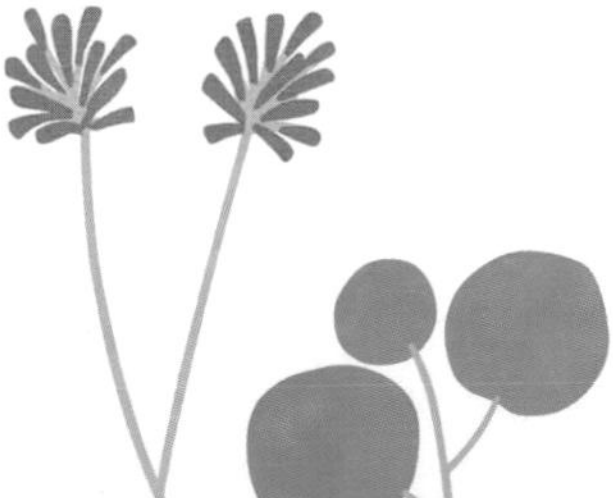

五臟和季節是連動的

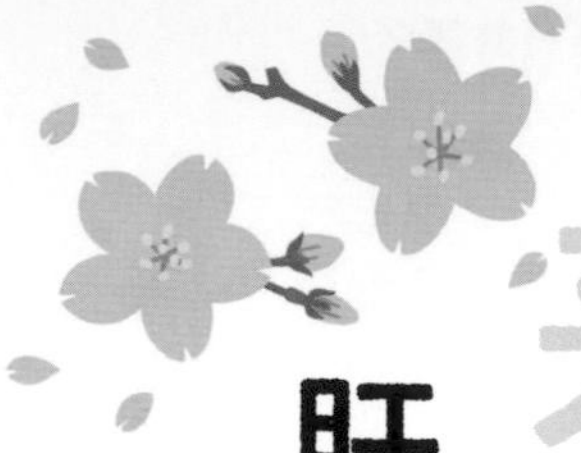

春 肝

春季一到，自然界的所有動植物就會開始恢復生息。就像樹木長出嫩芽、動物們用力伸展冬眠時期的蜷縮身軀那樣，「肝」具有使氣、血循環更加順暢、平穩流動的作用。

夏 心

陽光明媚、陽氣旺盛的夏季是，統籌五臟的「心」的季節。就像夏季的能量能夠刺激萬物，促使草木蓬勃成長那樣，心則是讓循環全身的氣、血、水（津液）變得活躍。

脾

在東洋，介於夏季和秋季的長雨期，就相當於日本國內的梅雨季節。這個季節的氣溫和濕度變

梅雨／長夏

動幅度較大，同時也是自然界生命產生變化的時期。「脾」和胃一起掌管消化吸收，負責從飲食物中抽取出必要的營養，同時將其轉變成作為能量用的精氣（生命泉源）。

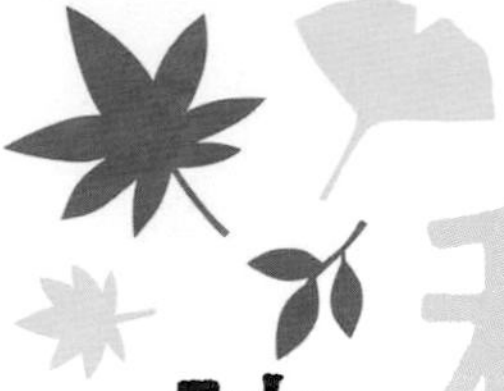

秋 肺

進入涼爽、大氣沉穩的秋季之後，空氣會逐漸變得乾燥。「肺」掌管全身的氣，透過呼吸，吸入新鮮的清氣，同時排出老舊混濁的氣。另外，就像樹葉紛紛凋落那樣，肺會把作為能量的精氣（生命泉源），像噴泉那樣擴散噴灑至全身。

冬 腎

一年當中最寒冷的冬季是，自然界的萬物停止活動，同時專注於能量貯存的季節。「腎」是貯存『生命泉源』，也就是精氣的場所。另外，也與水分代謝有關，同時也具有貯藏滋潤的作用。甚至，腎臟也同時具有溫暖臟腑的功能。

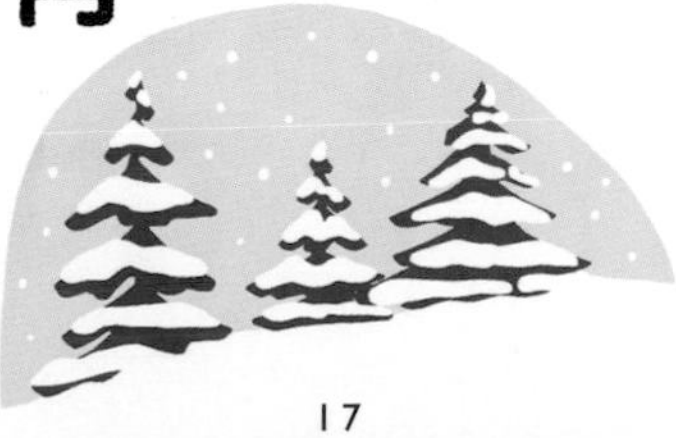

肝的特徵

肝負責讓氣、血循環更加順暢，使營養和體液沒有絲毫沉澱地運送到身體的各個角落（疏洩作用）。

另外，肝會貯存血液（藏血作用），僅把必要的血量運送至身體的部位。藉此讓身體的生理功能順暢運作，同時為全身帶來滋潤。甚至，肝也與血液的新陳代謝有關。我們的血液每天都會替換。在肝對應的深夜1點至3點（參考170頁）期間，身體內部的血液會流回肝臟，就可以把舊的血液置換成新的血液。

此外，五臟也會受五行關係（參考183頁）的相互影響。肝需要腎的輔助，腎功能如果下降，就無法輔助肝。

肝的養護關鍵……

- 晚上11點上床睡覺，熟睡至半夜3點
- 利用早起散步等方式促進身體的氣循環（不過，走太多路會造成肝的負擔）
- 避免長時間維持相同姿勢
- 不要穿束縛身體的衣服。不要把頭髮綁起來

肝失調症狀

肌膚粗糙／腳抽筋／生理痛或PMS（經前症候群）／焦慮／睡眠困難／半夜醒過來好幾次／乾眼或眼睛疲勞／優柔寡斷

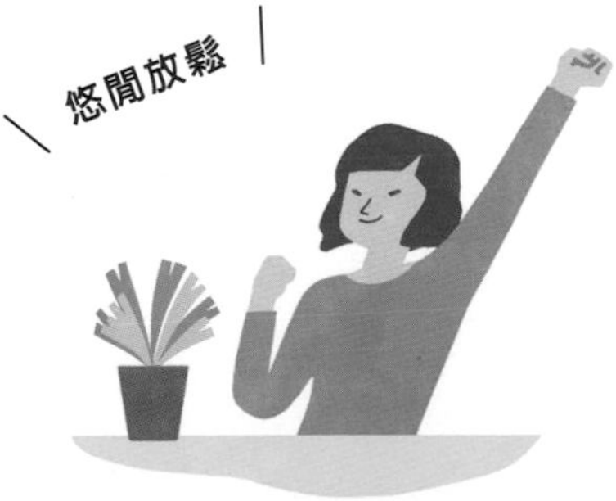

肝 前往肝的養護頁面

- 敲打關節…P.34～
- 敲打經絡…P.48～
- 養護伸展操…P.76～
- 穴位按壓…P.93
- 食材和食譜…P.136～

了解五臟

心的特徵

五臟在各自具有特定功能，同時又會相互影響的情況下，維持著我們身體的運作。心具有統籌所有臟器的領導地位。其作用不光只有生理功能，同時也與人類的情感、思想、意識、判斷力和記憶力等腦部的活動有關。

另外，肝負責貯存血液、調節血流量，相對之下，心則具有把血液送至全身，宛如幫浦般的作用。只要心的作用穩定，脈搏就會正常，血液循環也會比較良好。

基於五行的關係，心的功能必須仰賴肝的輔助，因此，有時出現憂鬱傾向等症狀時，也可能是因為肝氣虛弱所致。

心的養護關鍵……

- ☑ 讓「視覺」適度休息。不要長時間觀看手機、電腦
- ☑ 做些輕度運動、快走，讓自己適度流汗
- ☑ 午餐後，午睡30分鐘以內（就算只閉目養神十分鐘也可以）
- ☑ 安排一人獨處的時間

心失調症狀

臉色慘白、沒有光澤／臉部熱潮紅／焦躁感／睡眠困難、半夜驚醒／多夢／心悸、呼吸短促／暈眩／心律不整

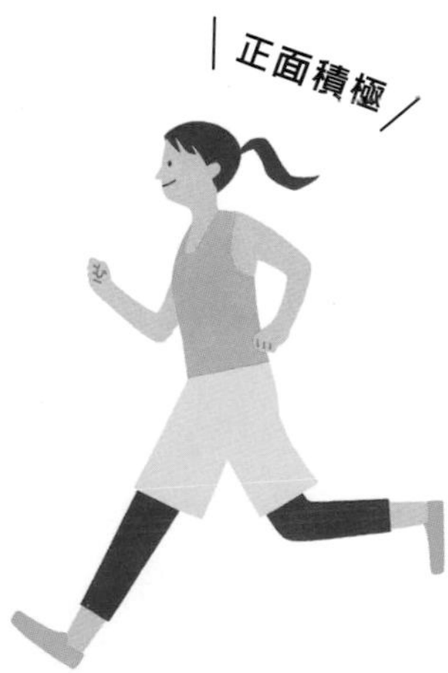

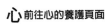

心 前往心的養護頁面

- 敲打關節…P.36～
- 敲打經絡…P.52～
- 養護伸展操…P.78～
- 穴位按壓…P.94
- 食材和食譜…P.142～

了解五臟

脾的特徵

脾和胃一起掌管消化吸收，具有從飲食物中汲取轉換成氣、血、水（津液）的精氣（生命根源），同時將其運送至協助將精氣散發至全身的肺的作用。這個時候，脾也會進行將身體所需物質轉變成能量，將不需要的物質排出體外的重要分類作業。

另外，脾同時也具有抵抗重力，將內臟收納於正確位置，同時避免脂肪下垂的作用。甚至，也具有將血收納於血脈內的作用。

基於五行的關係，脾需要有心的支援，心一旦疲弱，脾將能量運送至全身的功能就會變得不順暢。

脾的養護關鍵……

- 不要過度斷食或採取飲食限制的瘦身
- 早上7點左右吃早餐。腸胃不適的時候改吃粥
- 避免攝取過多冰冷或油膩的食物
- 避免久坐，每小時站立一次

脾失調症狀

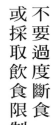

身體狀態在季節轉換的時候變差／頭部沉重／容易水腫／容易腹瀉或軟便／小腹膨脹／臉部鬆弛或法令線明顯／腹圍或下半身變胖／缺乏衝勁或活力／容易流鼻血／經常出現血便或血尿等不正常出血

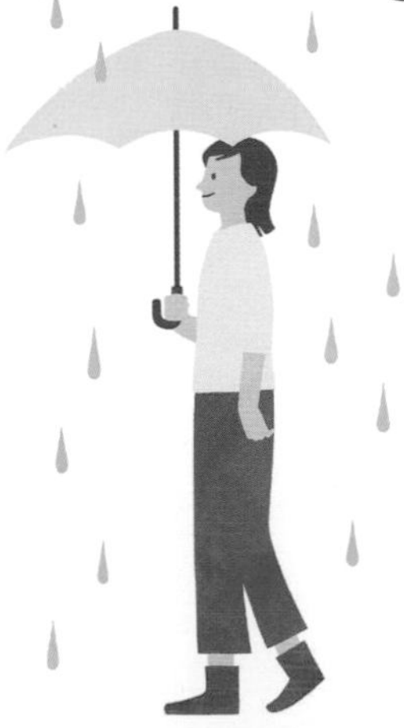

脾 前往脾的養護頁面

- 敲打關節…P.38～
- 敲打經絡…P.56～
- 養護伸展操…P.80～
- 穴位按壓…P.95
- 食材和食譜…P.148～

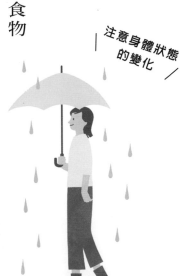

了解五臟

肺的特徵

肺掌管循環全身的「氣」。肺具有透過呼吸，把體內的老廢「濁氣」排出，同時吸入新鮮「清氣」的氣體交換作用。吸入體內的清氣會隨著「精」（作為生命泉源的能量）一起被送至臟腑，乃至皮膚或黏膜。這個作用同時也與提高滋潤或防禦功能、強化免疫力有關。甚至，也與水（津液）的循環有關，如果應該下放的水囤積在肺臟，就會形成鼻水，然後流出體外。

肺是直接接觸外部空氣的臟器，所以一旦空氣乾燥，肺的功能就會下降。另外，基於五行的關係，一旦脾變得虛弱，就無法將營養轉換成能量，身體狀態就容易變差，同時也比較容易產生過敏症狀。

肺的養護關鍵……

- 養成深呼吸的習慣
- 早上打開窗戶，替換房內的空氣
- 秋冬使用加濕器
- 多喝水、喝蜂蜜或含喉糖等，經常滋潤喉嚨

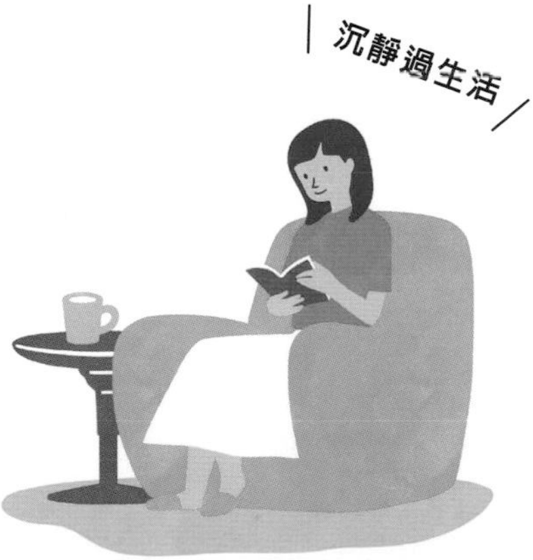

肺失調症狀

肌膚乾燥／咳嗽或喉嚨痛，嚴重時會引起哮喘／容易感冒／出現青春痘或異位性皮膚炎等症狀／花粉症／出現鼻塞或鼻水症狀／多痰／便祕（乾燥引起）

肺 前往肺的養護頁面

- 敲打關節…P.40～
- 敲打經絡…P.62～
- 養護伸展操…P.82～
- 穴位按壓…P.96
- 食材和食譜…P.154～

了解五臟

腎的特徵

腎具有蓄積精氣（生命根源）的作用。所謂的生命根源，簡單來說，就是維持生命所需要的能量。腎是貯存發育、成長或生殖等人類基本活動所需物質的場所。

腎是進行水分代謝的臟器，另外，腎也具有從體內溫暖身體的作用，因此，也與許多女性煩惱的浮腫或虛冷的原因有關。甚至，腎負責掌管與腦部相關的骨髓，所以也會影響認知功能。

虛冷或寒冷會讓腎變虛弱，所以冬季對腎的負擔較為沉重。

另外，基於五行的關係，肺一旦虛弱，就會導致慢性的手腳冰冷，腎也會隨之失調。

腎的養護關鍵……

- 早睡晚起，好好睡覺
- 泡腳或用護腰帶等道具禦寒，避免腰腿寒冷
- 增加步行等運動，鍛鍊腰腿
- 爬樓梯的時候，放上整個腳掌，從腳跟部向下踩踏

腎失調症狀

半夜頻繁上廁所／頻尿／腳部浮腫／下半身虛冷／腰部出現痠痛症狀／頭髮稀疏、白頭髮、掉髮／健忘、認知功能下降／出現耳鳴、重聽、暈眩等症狀

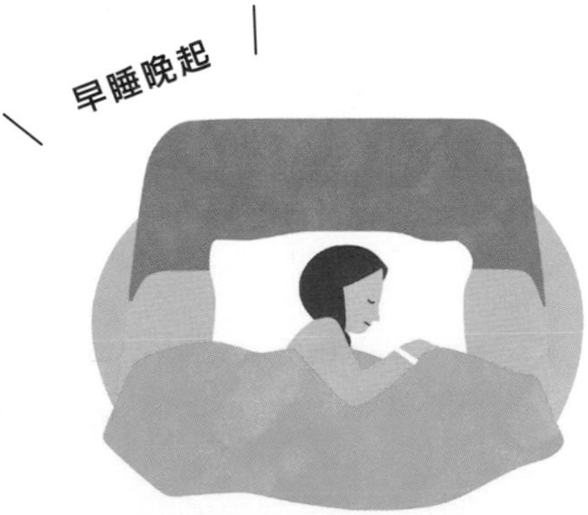

腎 前往腎的養護頁面

- 敲打關節…P.42～
- 敲打經絡…P.66～
- 養護伸展操…P.86～
- 穴位按壓…P.97
- 食材和食譜…P.162～

五臟養護訓練一覽

若要活化五臟，就必須理解肝、心、脾、肺、腎的性質，同時採取相應的養護。最重要的是每日的累積。養成每日確實做好五臟養護訓練的習慣，就能活化、鍛鍊五臟。

調整飲食或睡眠等日常生活

五臟各自有不同的黃金時段。那些黃金時段是讓臟器有效發揮功能的絕佳時機，使臟器更加活化的時段。時刻留意24小時的五臟養護時間，是非常重要的生活關鍵。

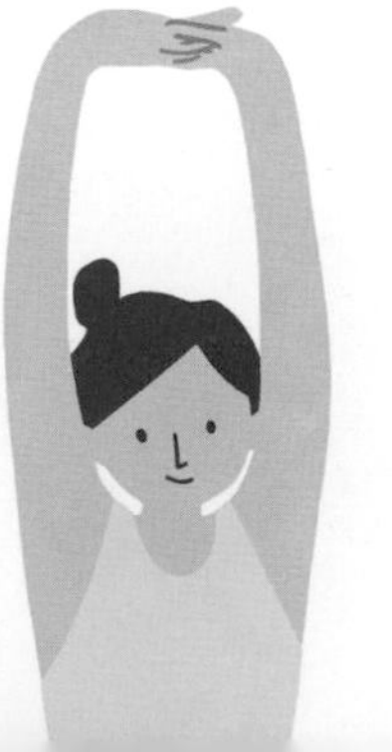

透過敲打和伸展，刺激經絡

雖然肉眼看不見五臟，當然也無法用手直接碰觸，但是，我們可以利用經絡（參考44頁）刺激五臟，使五臟活化。敲打關節或經絡、伸展操或穴位按壓都是不錯的方法。

採取五臟養護按摩或呼吸法

頭、臉或頸部建議使用刮痧梳等道具的按摩手法。例如，促進頭部血液循環並排出老廢物質，或是溫和刺激頸部肌肉或臉部經絡的按摩等。另外，還有透過呼吸調整五臟的方法。

活化五臟的飲食養生

飲食是五臟養護的基礎。五臟各自有相對應的食材。挑選食材的重點在於對應肝、心、脾、肺、腎的「色」。例如，青養肝、紅養心等，只要攝取顏色對應五臟的食材，就能提供更多的營養。

Chapter 2

敲打關節和經絡？

透過簡單的訓練，
就能從體外刺激
位於身體內側的五臟。
五臟分別有
各自相連的關節和經絡。
只要敲打關節或經絡，
就能刺激五臟。
根據自己的身體狀態，
進行自我養護吧！
之後介紹的伸展操
和穴位按壓
也要加以運用喔！

只要掃瞄頁面左上的QR碼就能觀賞訓練影片。
就能夠透過影片，一邊確認實際的動作，一邊進行訓練。
http://www.wani.co.jp/zo-katsu/

五臟養護訓練①

敲打關節

就五臟養護訓練來說，最容易實施且能夠簡單開始的是「敲打關節」。關節可說是「身體的十字路口」。就像十字路口容易發生塞車或交通意外那樣，老廢物質等邪氣（不好的氣）容易囤積在關節處，引起身體的各種不適。

刺激各自與五臟相關聯的關節，進行消除氣滯的養護工作吧！敲打的方式就以每秒1次的步調，慢慢地敲打20次以上。

關節的位置

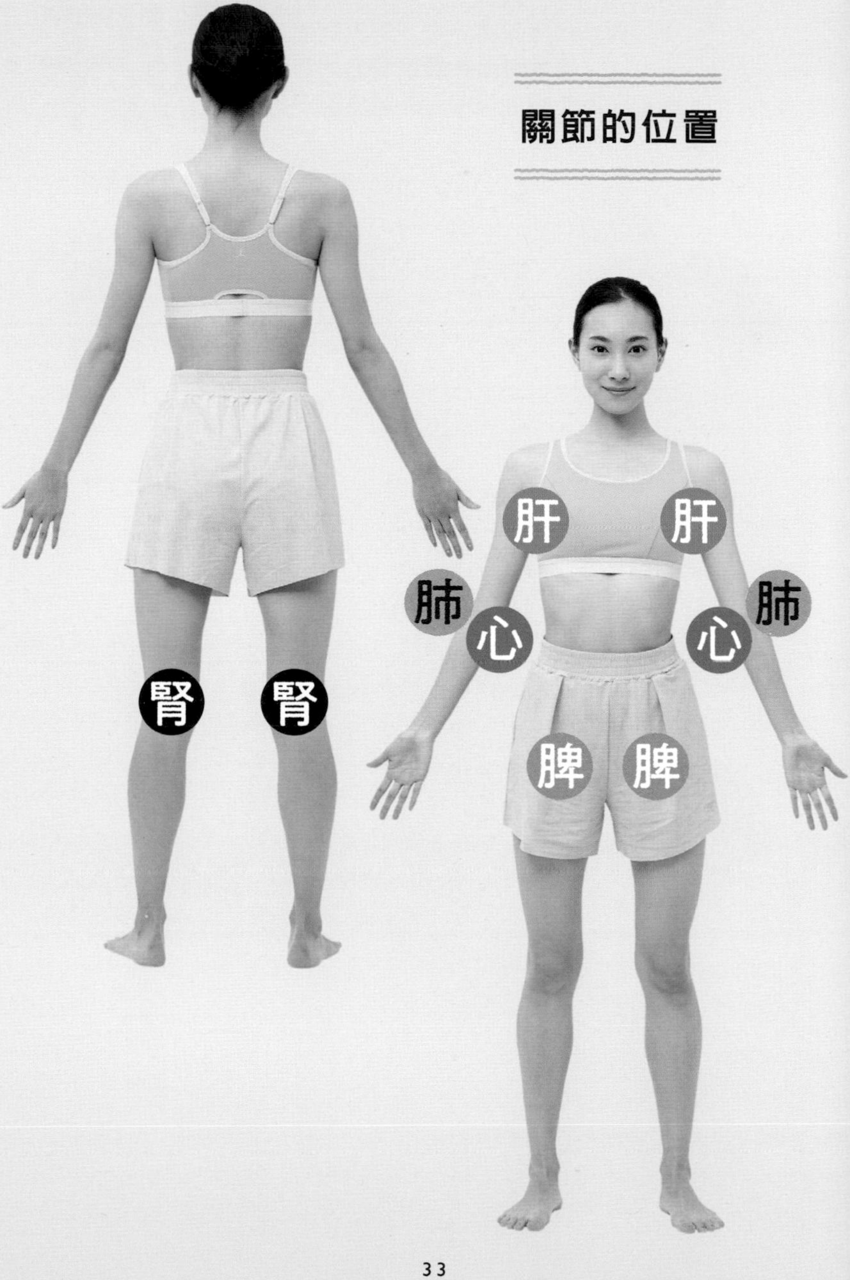

肝的關節

與肝相連的關節是「腋窩關節」。
容易感到焦慮或壓力的時候、
腳抽筋的時候，都可以試試這個方法。

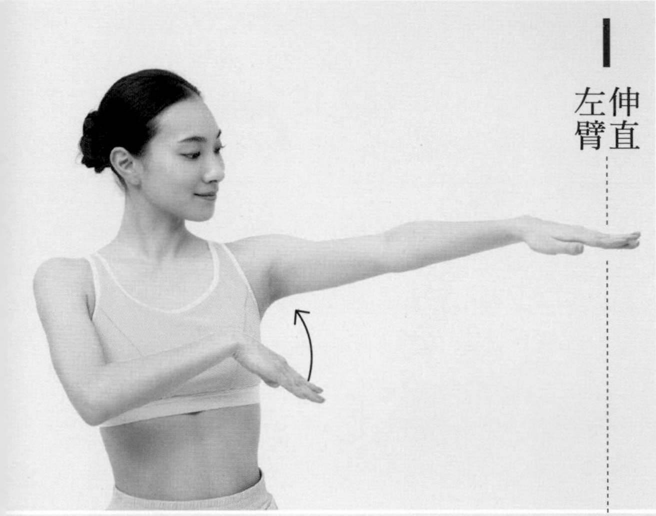

1 伸直左臂

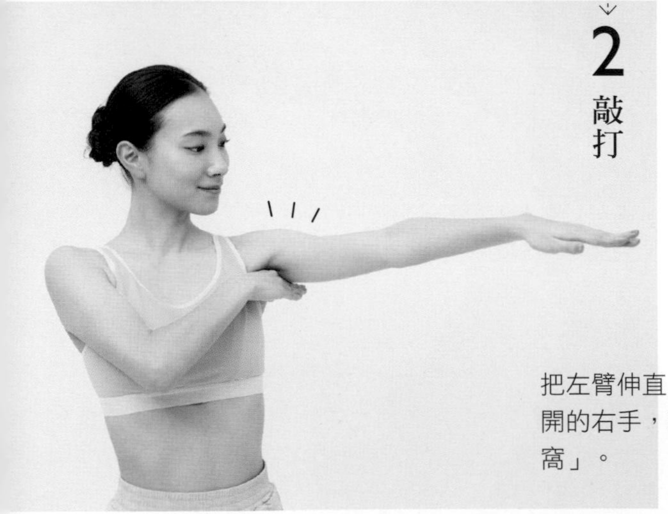

2 敲打

把左臂伸直。用輕輕打開的右手，敲打「左腋窩」。

觀看影片

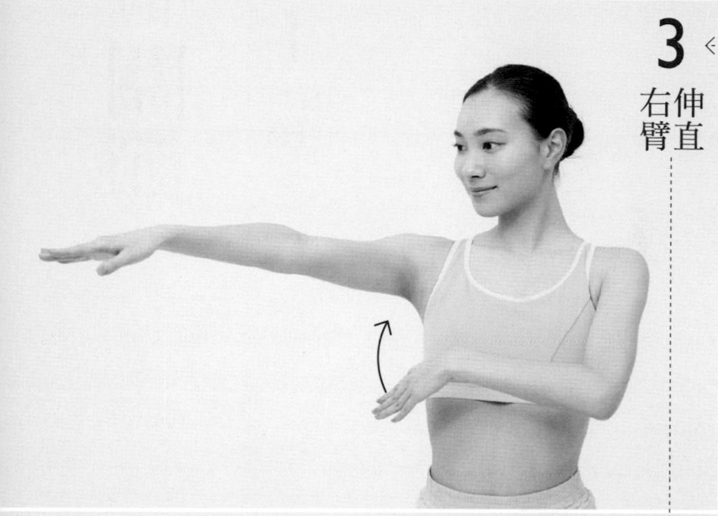

3

伸直右臂

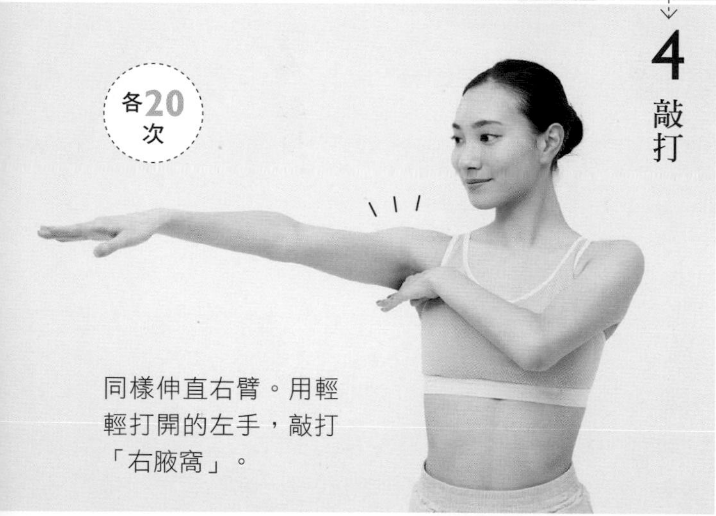

4

敲打

各20次

同樣伸直右臂。用輕輕打開的左手，敲打「右腋窩」。

心的關節

**與心相連的關節是「手肘下關節」。
無法消除疲勞時、
情緒不穩的時候也非常建議。**

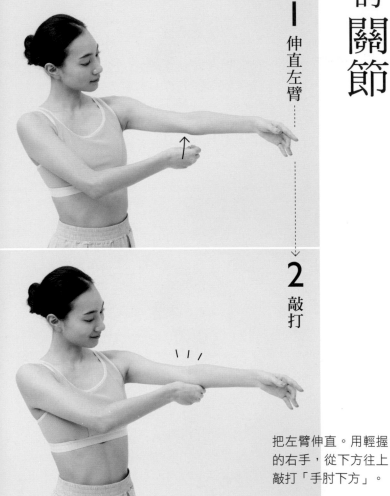

1 伸直左臂

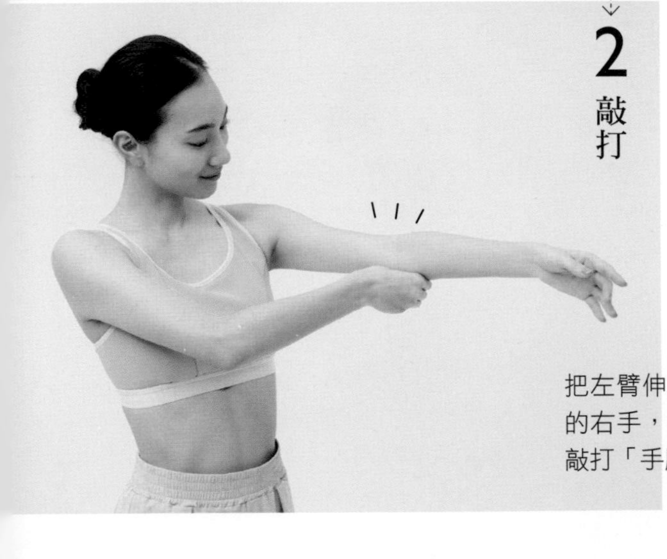

2 敲打

把左臂伸直。用輕握的右手，從下方往上敲打「手肘下方」。

觀看影片

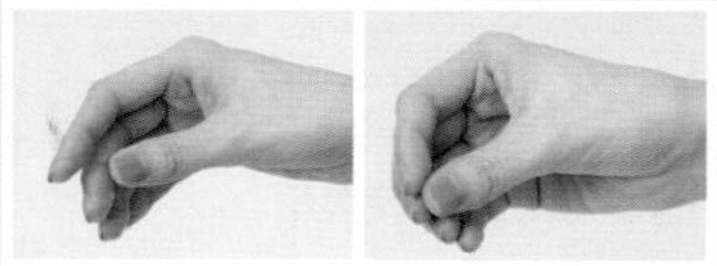

手的形狀……

敲打的手不能握太緊，請握成如圖般輕鬆的形狀。

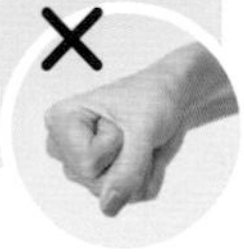

3

伸直右臂

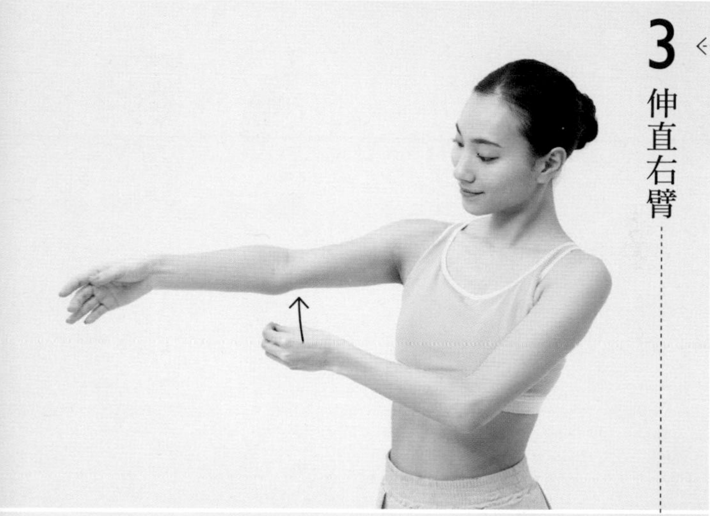

4

敲打

各20次

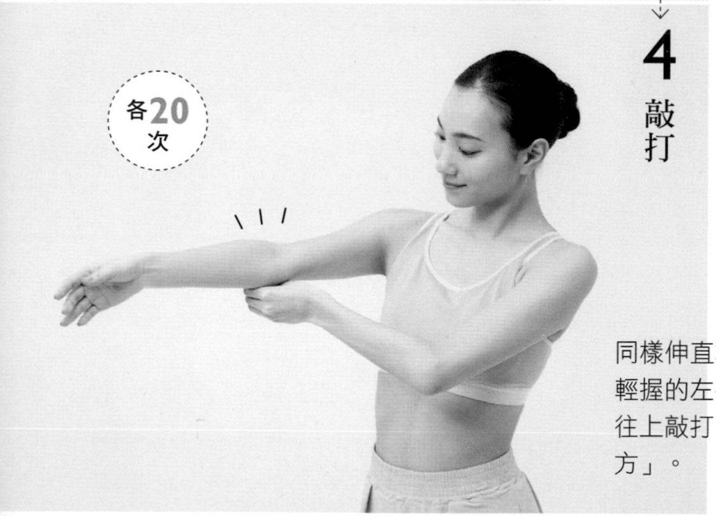

同樣伸直右臂。用輕握的左手，同樣往上敲打「手肘下方」。

脾的關節

與脾相連的關節是「鼠蹊部」。
長青春痘或是
四肢沉重的時候適用。

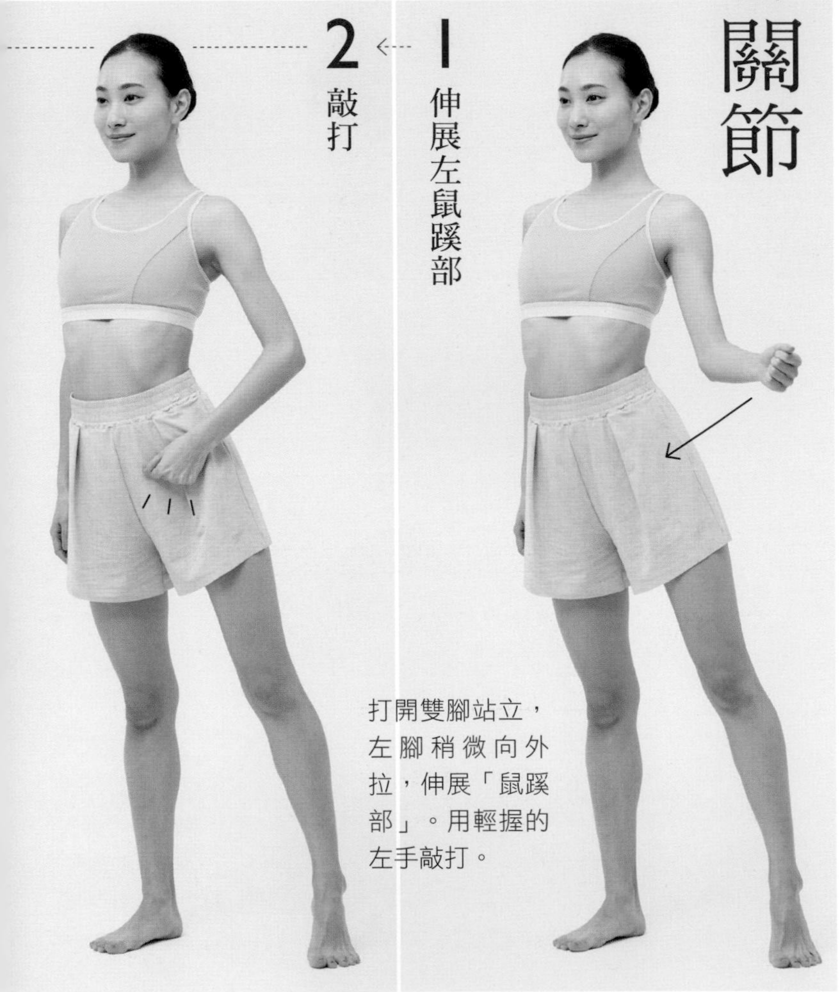

1 伸展左鼠蹊部

2 敲打

打開雙腳站立，左腳稍微向外拉，伸展「鼠蹊部」。用輕握的左手敲打。

觀看影片

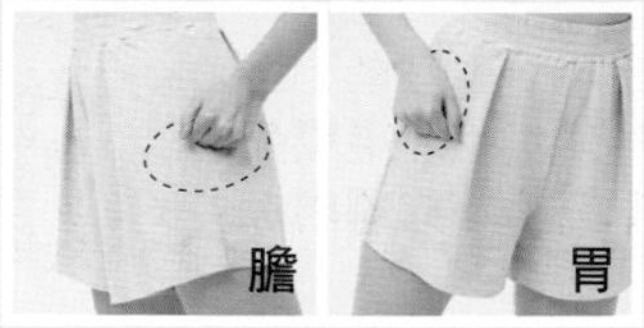

胃與膽的關節

「鼠蹊部」略靠外側，是與胃相連的關節。該部位稍微往下，髂骨下方則是與膽相連的關節，只要透過敲打這些部位，就能進行胃與膽的養護。

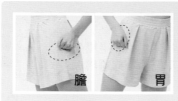

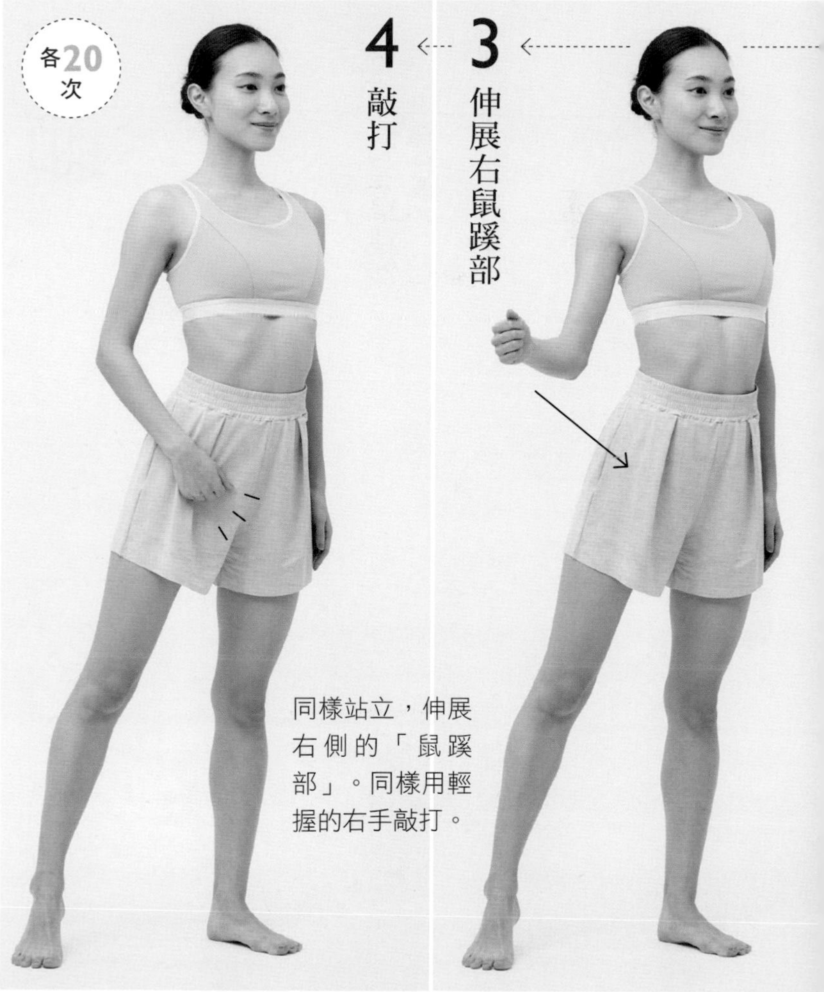

各20次

4 敲打

3 伸展右鼠蹊部

同樣站立，伸展右側的「鼠蹊部」。同樣用輕握的右手敲打。

肺的關節

**與肺相連的關節是「手肘上關節」。
出現咳嗽或鼻水時、
肌膚乾燥的時候也適用。**

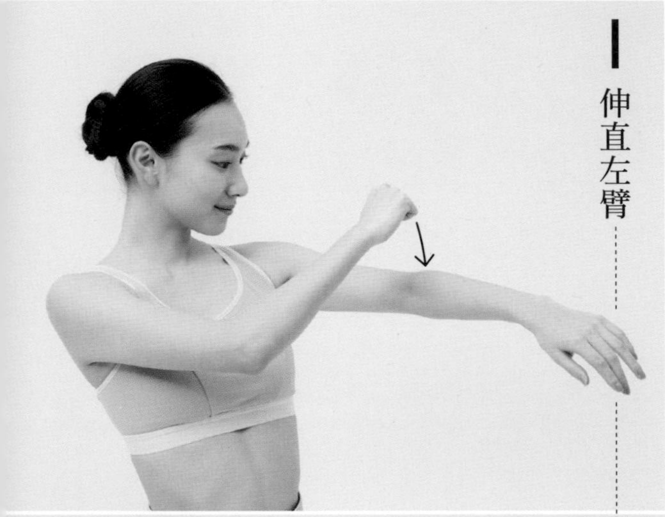

1 伸直左臂

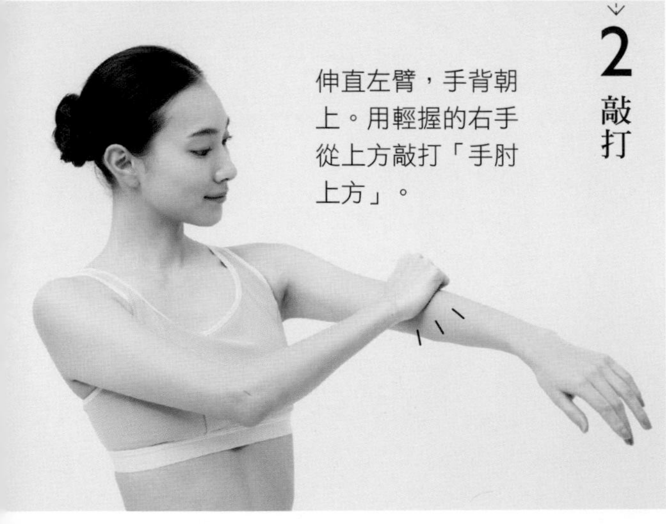

2 敲打

伸直左臂，手背朝上。用輕握的右手從上方敲打「手肘上方」。

觀看影片

敲打關節和經絡？

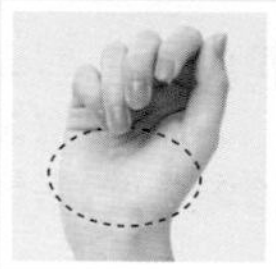

手的形狀……
輕握，用手掌下方敲打。

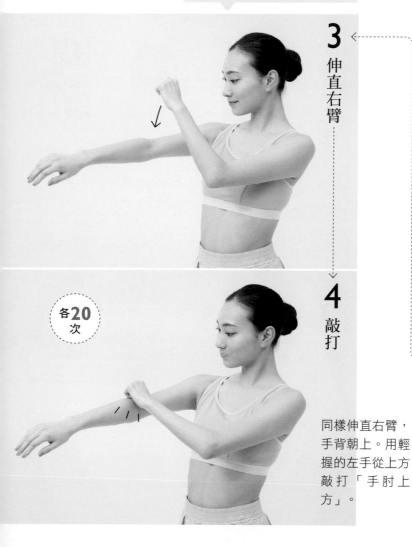

3 伸直右臂

各20次

4 敲打

同樣伸直右臂，手背朝上。用輕握的左手從上方敲打「手肘上方」。

腎的關節

與腎相連的關節是「膝窩關節」。
腳部浮腫時、
感到虛冷或腰痛時也適用。

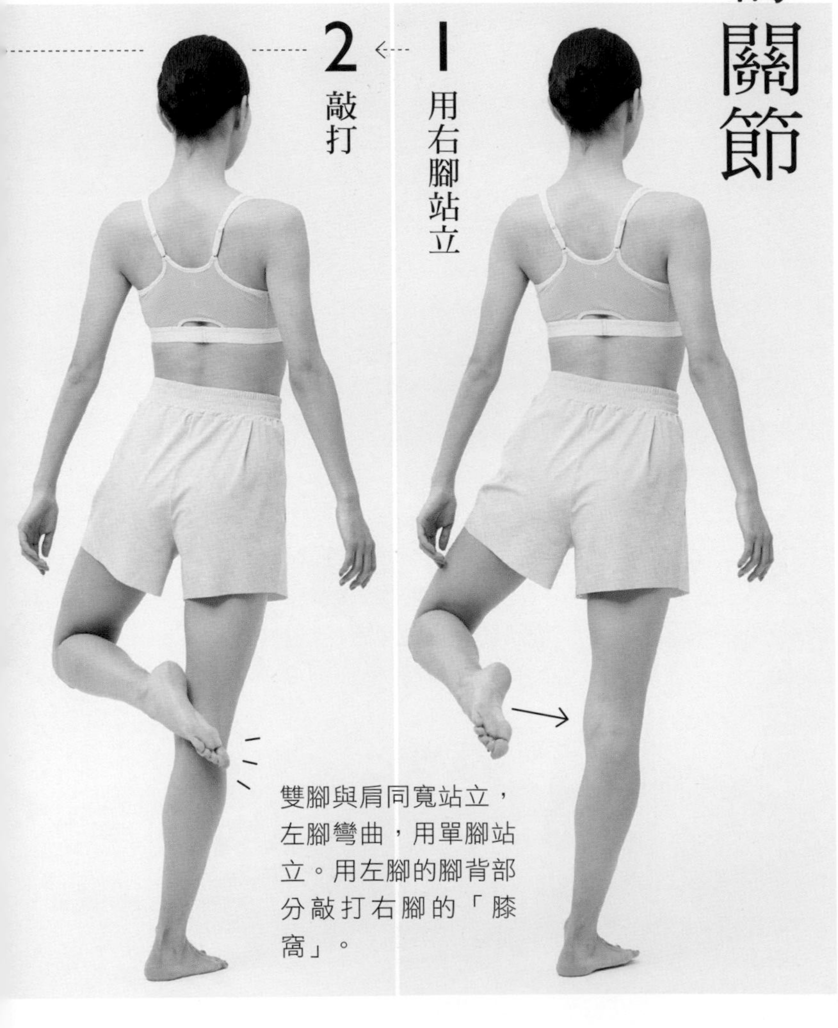

雙腳與肩同寬站立，左腳彎曲，用單腳站立。用左腳的腳背部分敲打右腳的「膝窩」。

觀看影片

很難單腳站立的人……

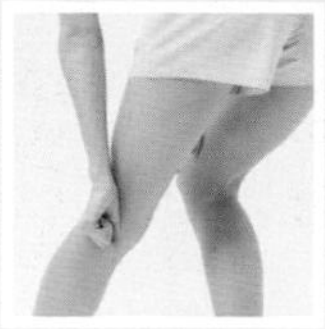

很難單腳站立的時候，就用輕握的手敲打膝窩。

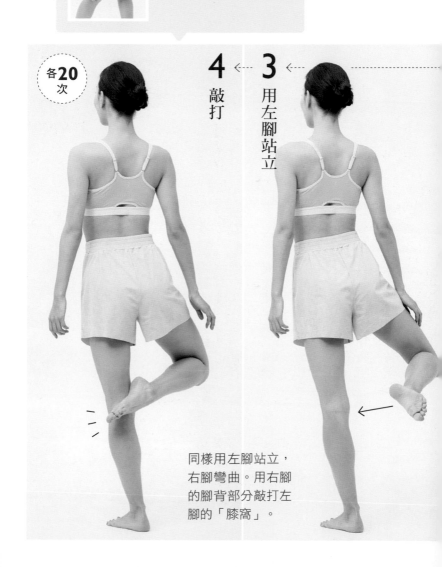

各20次

3 用左腳站立

4 敲打

同樣用左腳站立，右腳彎曲。用右腳的腳背部分敲打左腳的「膝窩」。

五臟養護不可欠缺的

關於經絡

進行五臟養護訓練的時候，掌握重要關鍵的是「經絡」。所謂的經絡是指「運送氣、血、水（津液）的通道」。經絡連接著位於身體深處的五臟六腑、身體表面的肌肉和皮膚，甚至是眼、耳、口等部位。只要氣、血循環順暢，身體就會呈現穩健狀態。相反的，如果身體發生氣滯血瘀等問題，臟腑也會出現不適症狀。

五臟位於身體內側，無法直接用手觸摸，所以東洋醫學都是利用經絡來進行治療。因此，五臟養護訓練同樣也是藉由經絡的刺激來實現五臟的活化。

經絡有12條主要經脈，12條經脈循環遍佈全身。分別連接五臟的專用經絡稱為肝

The Point is...

經絡是氣循環的重要通道

經、心經、脾經、肺經、腎經。經絡上面有穴位，48頁之後將重點說明位於每條經絡上的穴位。經絡呈現左右對稱，所以左右兩邊都要均衡施作。

在經絡當中，肝經、脾經、腎經的位置十分相近，不太容易區分，不過，不需要想得太過複雜。刺激的時候，就算有些許偏移，仍然可以為肝、脾、腎帶來不錯的效果。

五臟養護訓練②

敲打經絡

若要提高五臟的功能，就要敲打直接與肝、心、脾、肺、腎相連的經絡，藉此刺激、活化五臟。只需要用自己的手敲打就可以，不需要任何道具，隨時隨地都可以施作。手的指尖是經絡的出入口，所以施作的同時，指尖的穴位或經絡也會受到刺激，可說是一石二鳥的訓練。

敲打時，應放鬆活動的手腕，運用手的重量進行砍劈。運用反作用力，節奏性地進行敲打吧！所有的經絡敲打以左右1組，每次共施作3組為原則。

放鬆，運用動作的反作用力

手的形狀……

放輕鬆，以放鬆狀態，打開手指。使用的是小指端和拇指端的側面。

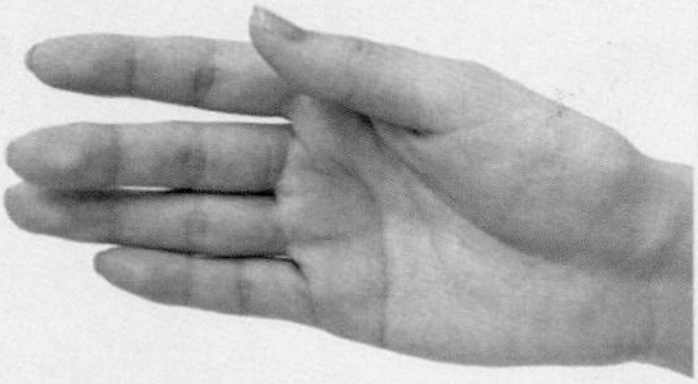

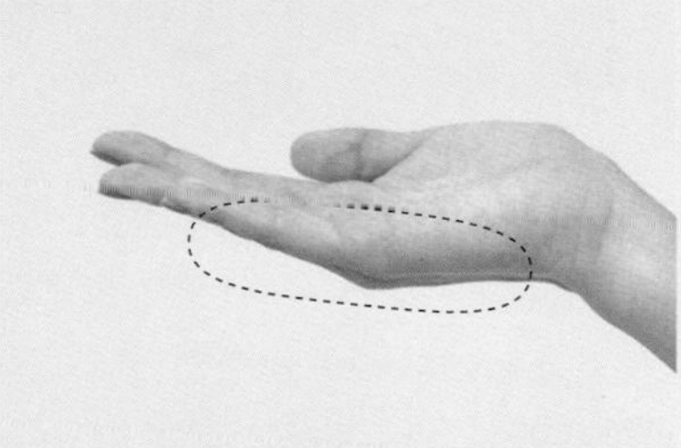

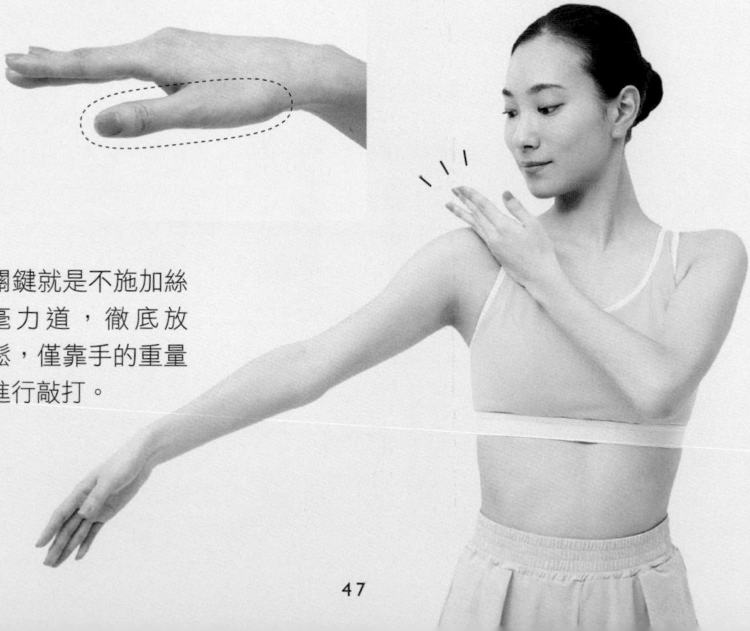

關鍵就是不施加絲毫力道，徹底放鬆，僅靠手的重量進行敲打。

肝的經絡

連接肝的經絡從腳拇指的內側開始，
沿著小腿內側、大腿內側，
一路延伸到上半身。

左右
3組

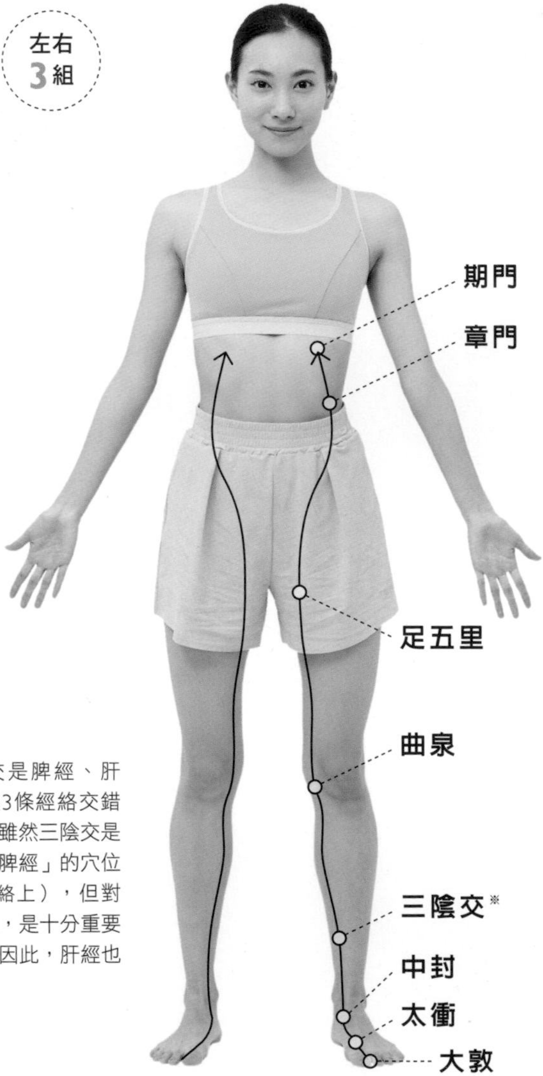

※三陰交是脾經、肝經、腎經3條經絡交錯的穴位。雖然三陰交是所屬於「脾經」的穴位（十四經絡上），但對女性來說，是十分重要的穴位，因此，肝經也有記載。

就從位於腳拇指內側（食指端）的穴位「大敦」開始敲打。

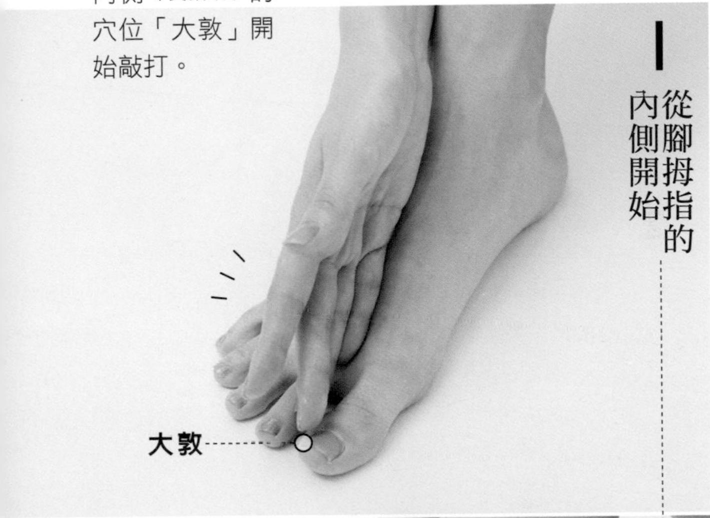

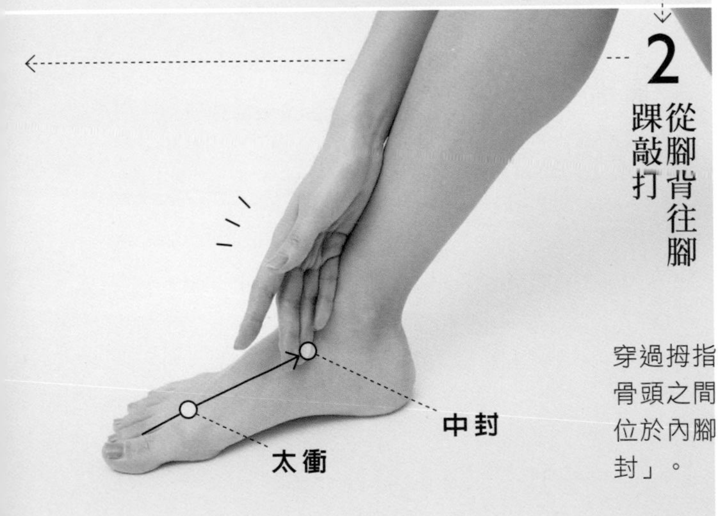

穿過拇指和食指的骨頭之間，敲打至位於內腳踝的「中封」。

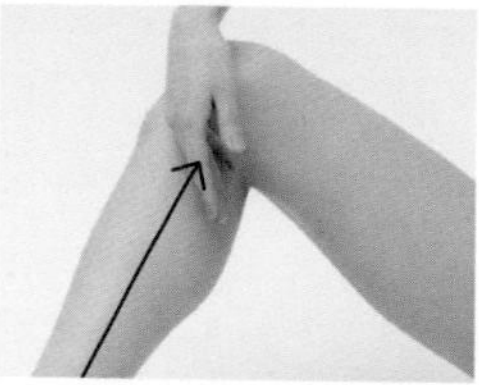

經過內腳踝往上4根手指距離的「三陰交」，直接沿著腳的筋膜往上敲打。

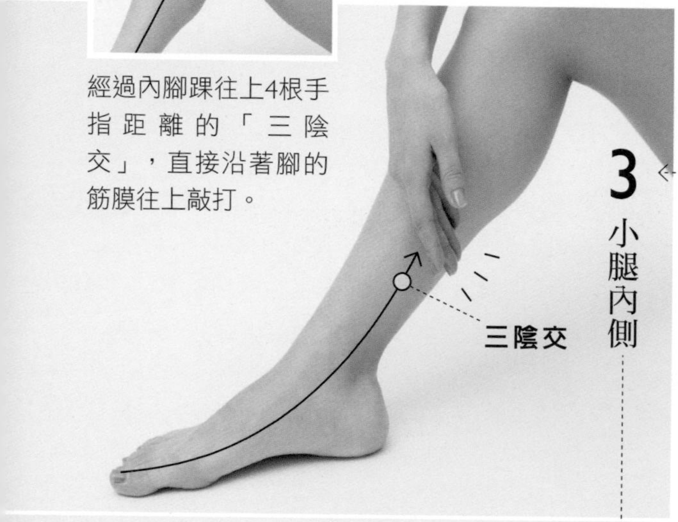

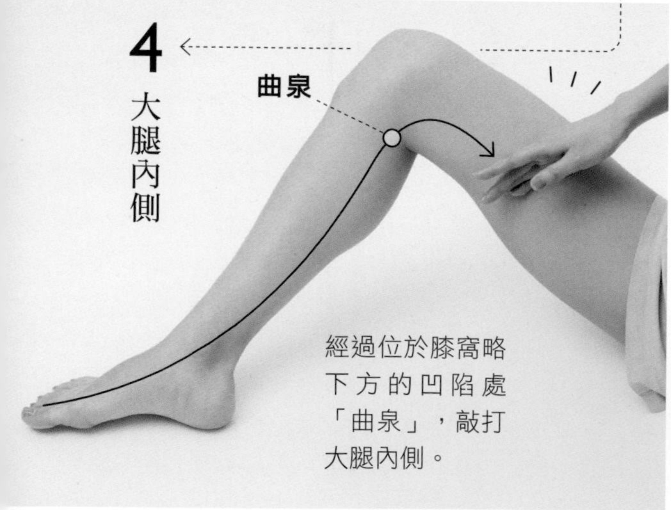

經過位於膝窩略下方的凹陷處「曲泉」，敲打大腿內側。

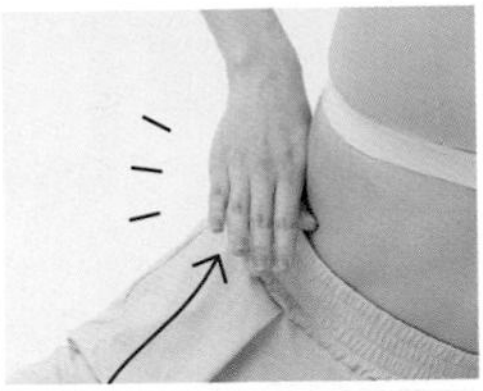

5 來到腳根部

一路敲打至大腿內側距離腳根部略下方的「足五里」。來到鼠蹊部後，改變手的角度，改用拇指端敲打。

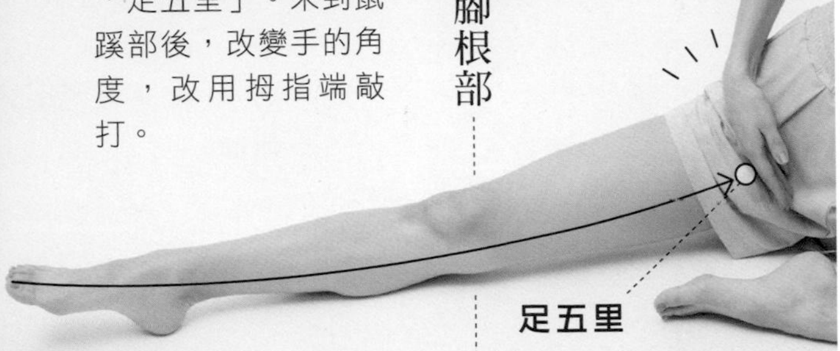

6 往上半身

經過位於側腹略偏內側的「章門」，一路往上敲打至乳頭和正下方肋骨交錯的「期門」。

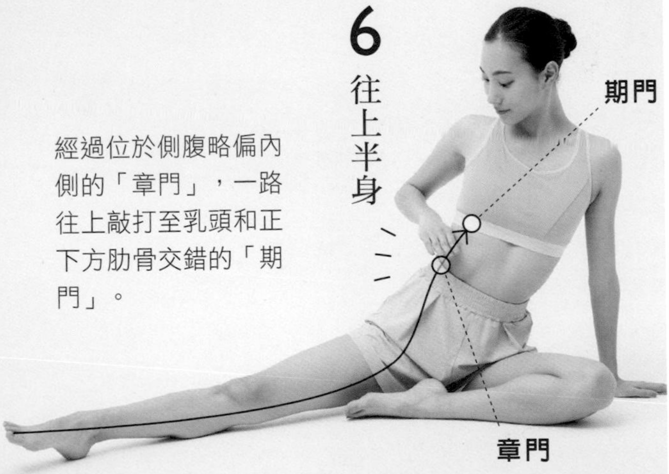

心的經絡

連接心的經絡從腋窩下方開始，
經過手臂內側，
一路延伸至小指端的穴位。

左右
3組

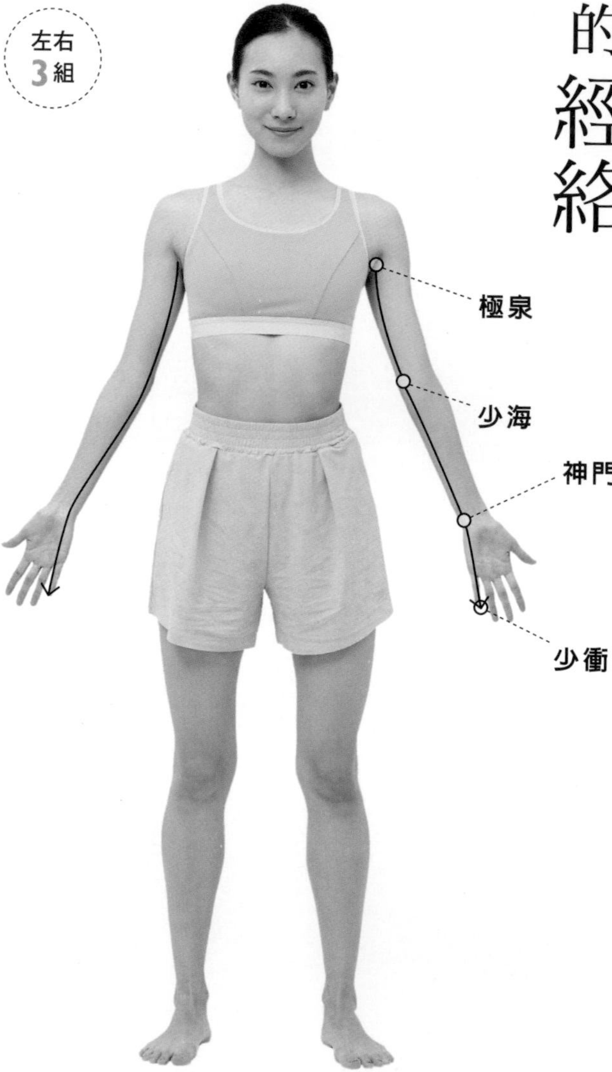

觀看影片

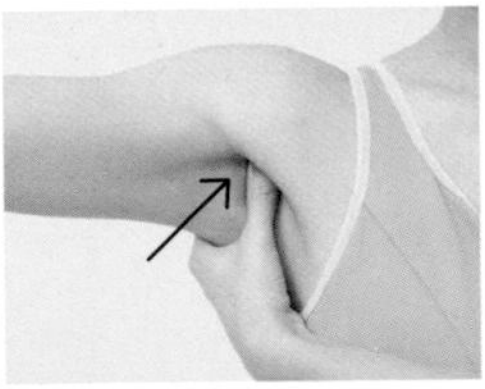

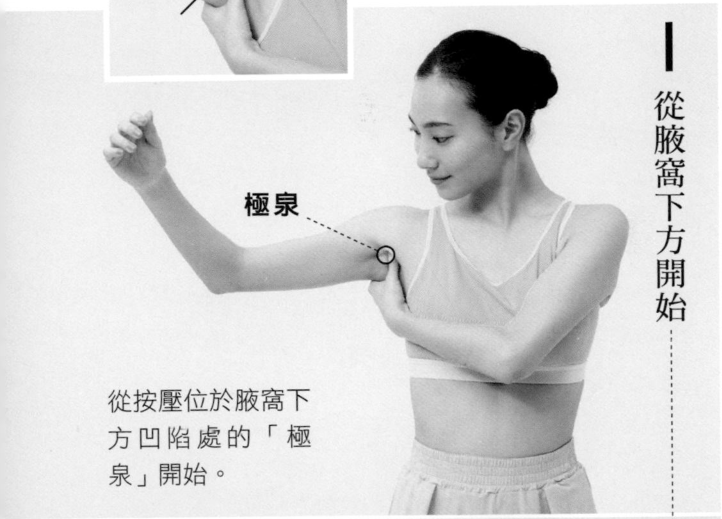

1 從腋窩下方開始

從按壓位於腋窩下方凹陷處的「極泉」開始。

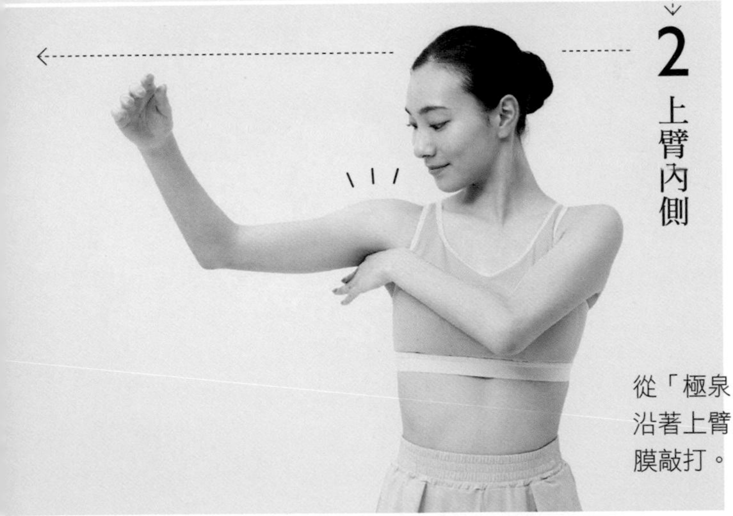

2 上臂內側

從「極泉」開始，沿著上臂內側的筋膜敲打。

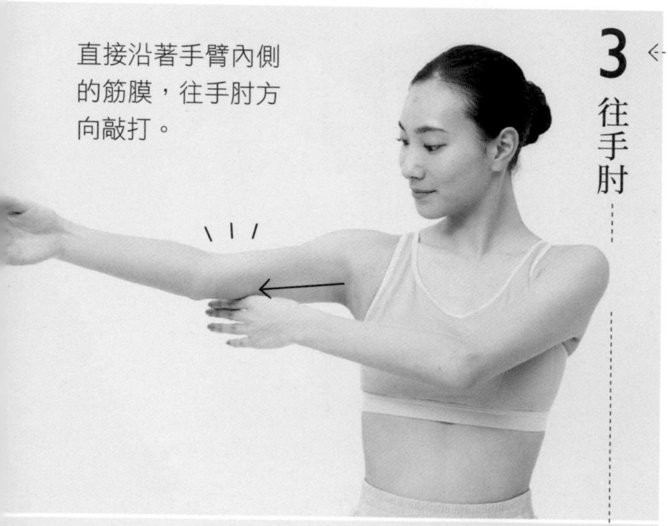

3 往手肘

直接沿著手臂內側的筋膜，往手肘方向敲打。

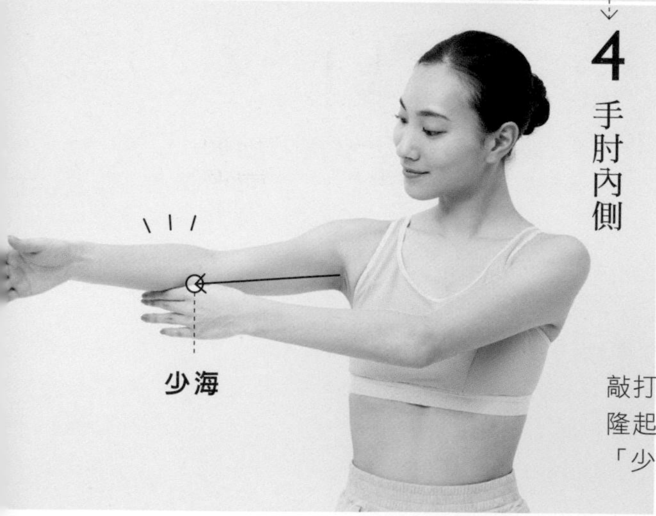

4 手肘內側

敲打至手肘內側隆起的骨頭內側「少海」。

5 往手腕

直接沿著手臂內側的筋膜，一路敲打至位於手腕內側（小指端）凹陷處的「神門」。

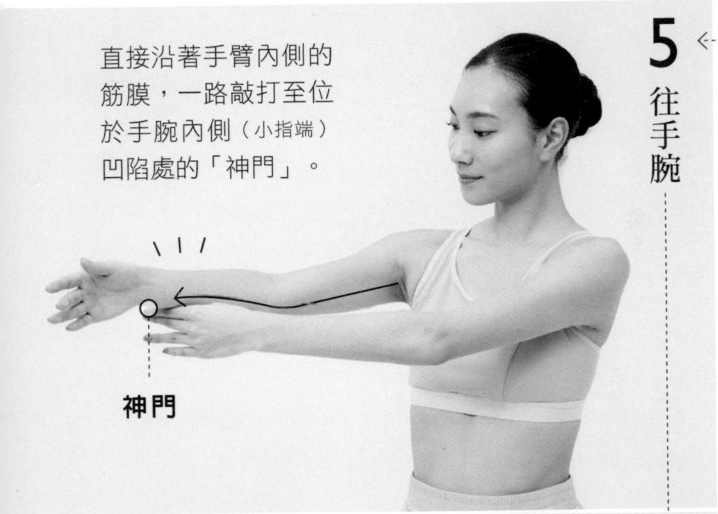

6 延伸至小指前端

從手腕經過手掌的小指端，敲打至位於小指內側的前端部分「少衝」。

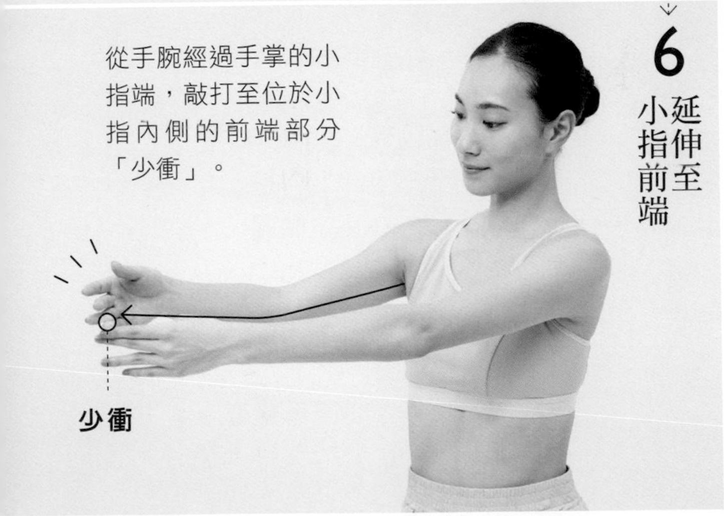

脾的經絡

連接脾的經絡從腳拇指的外側開始，
經過小腿內側、大腿內側，一路延伸至上半身，
然後再往下繞至腋窩。

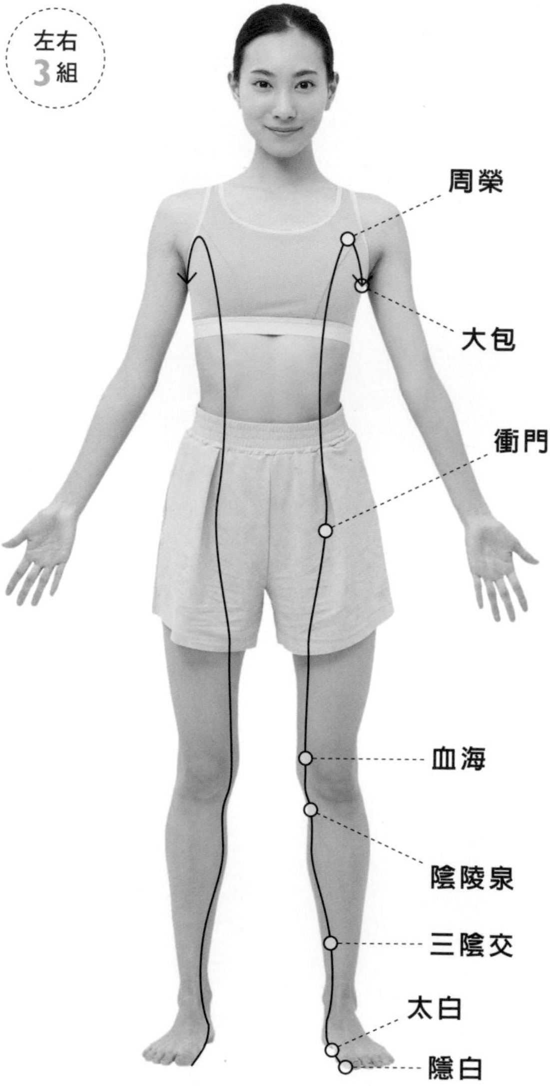

觀看影片

1 從腳拇指外側

從腳拇指外側的穴位「隱白」開始敲打。

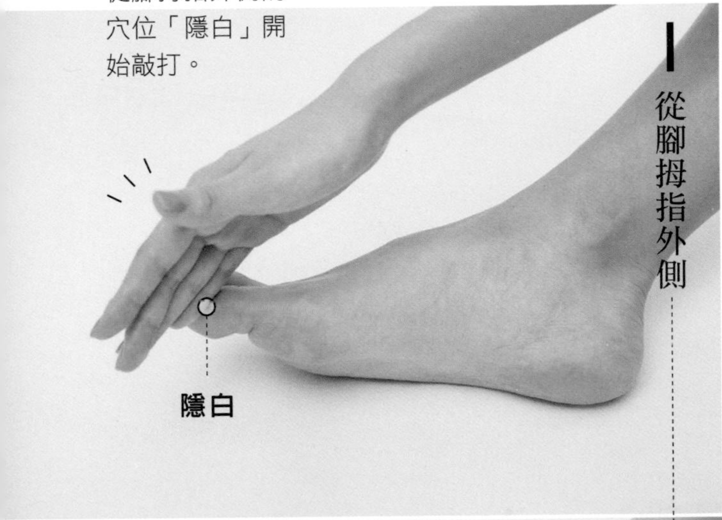

2 腳底和腳背之間

經過拇指下方大塊骨頭下的凹陷處「太白」，敲打腳底和腳背的邊界至內腳踝。

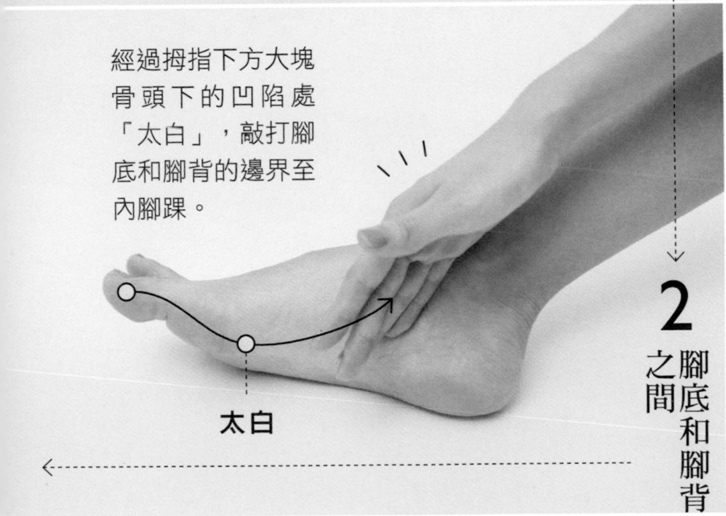

經過內腳踝的前側，敲打至內腳踝往上4根手指距離的「三陰交」。

3 腳踝外側

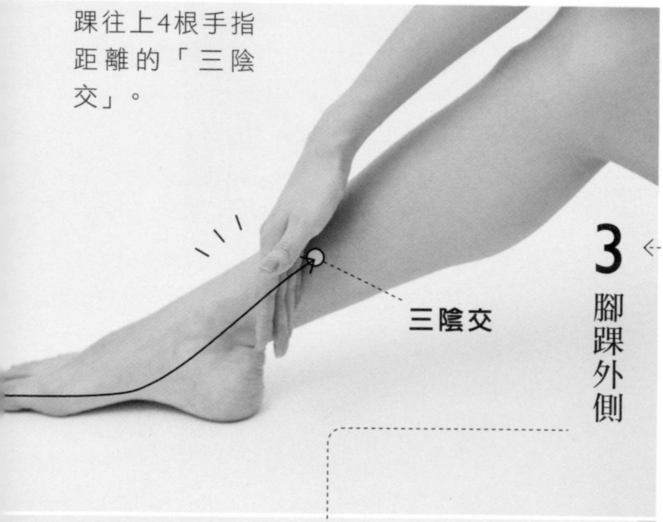

4 小腿內側

直接沿著筋膜往上敲打至位於膝窩內側大塊骨頭下方的凹陷處「陰陵泉」。

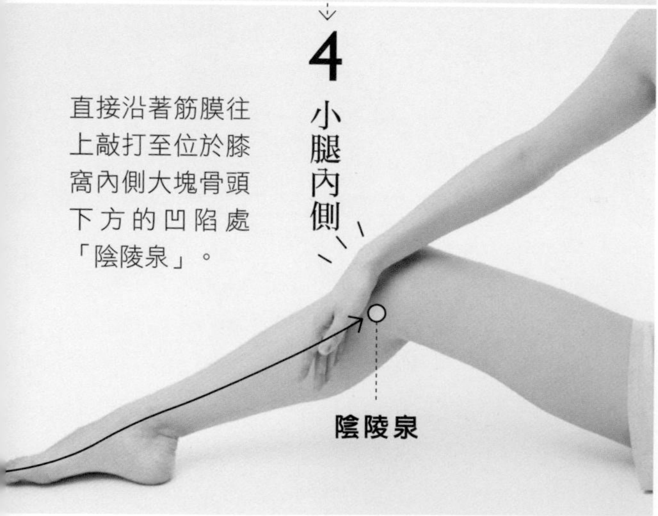

5 往大腿內側

經過膝蓋骨內側上方約3根手指距離的「血海」，敲打至大腿內側。

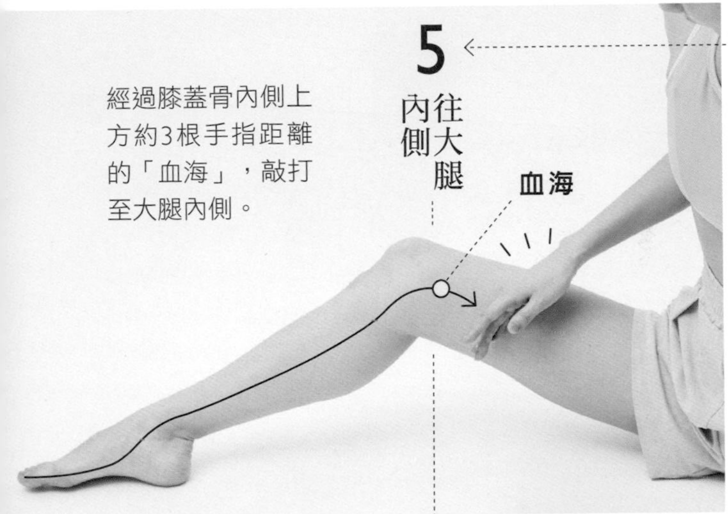

6 鼠蹊部

從大腿內側來到鼠蹊部，敲打至鼠蹊部附近的穴位「衝門」。

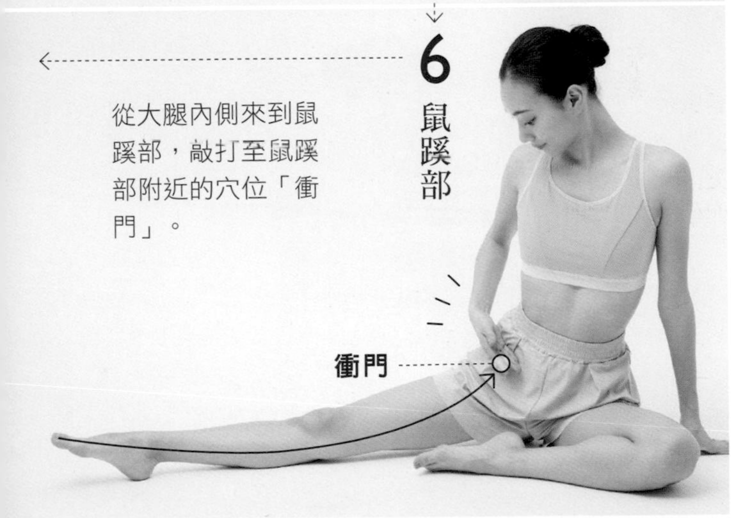

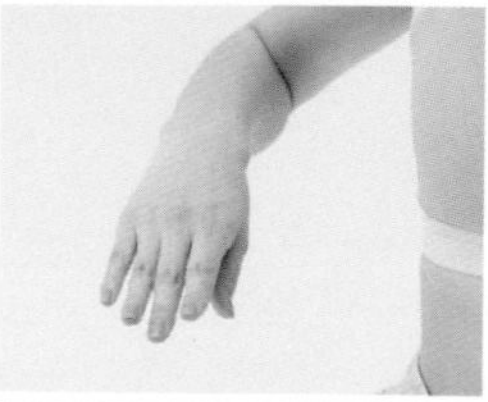

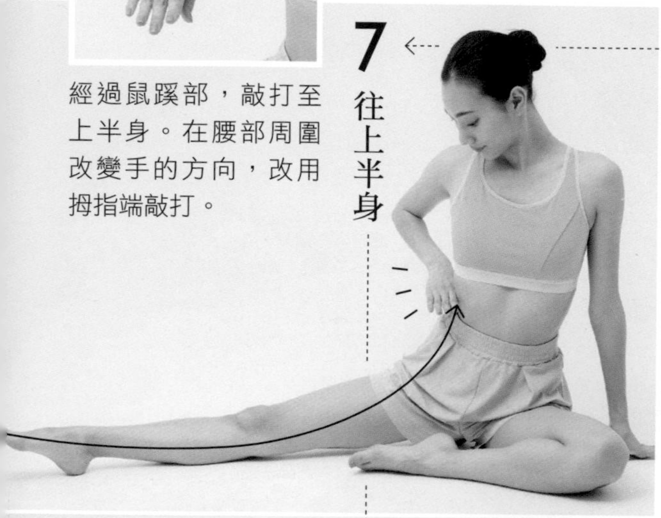

7 往上半身

經過鼠蹊部，敲打至上半身。在腰部周圍改變手的方向，改用拇指端敲打。

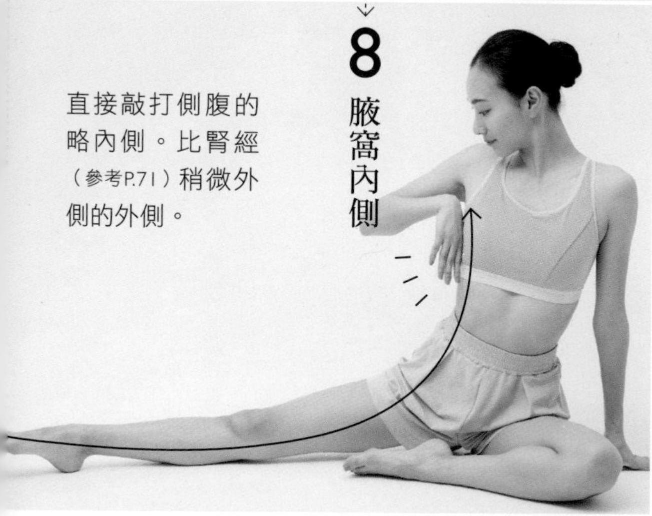

8 腋窩內側

直接敲打側腹的略內側。比腎經（參考P.71）稍微外側的外側。

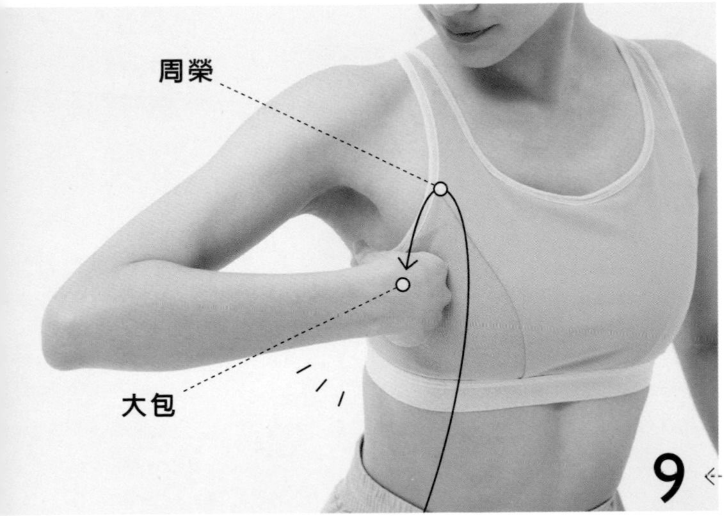

9 從胸上到腋窩

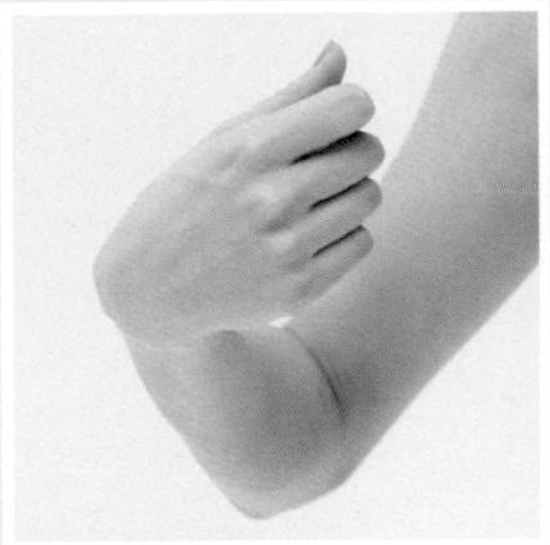

手的形狀……

上面比較不容易敲打，所以要採用輕握的方式。

敲打至胸上的穴位「周榮」之後，接著往下折返至側腹部分，敲打至「大包」。

肺的經絡

連接肺的經絡從鎖骨外側的下方開始，
經由手臂外側，
一路延伸至拇指端的穴位。

左右
3組

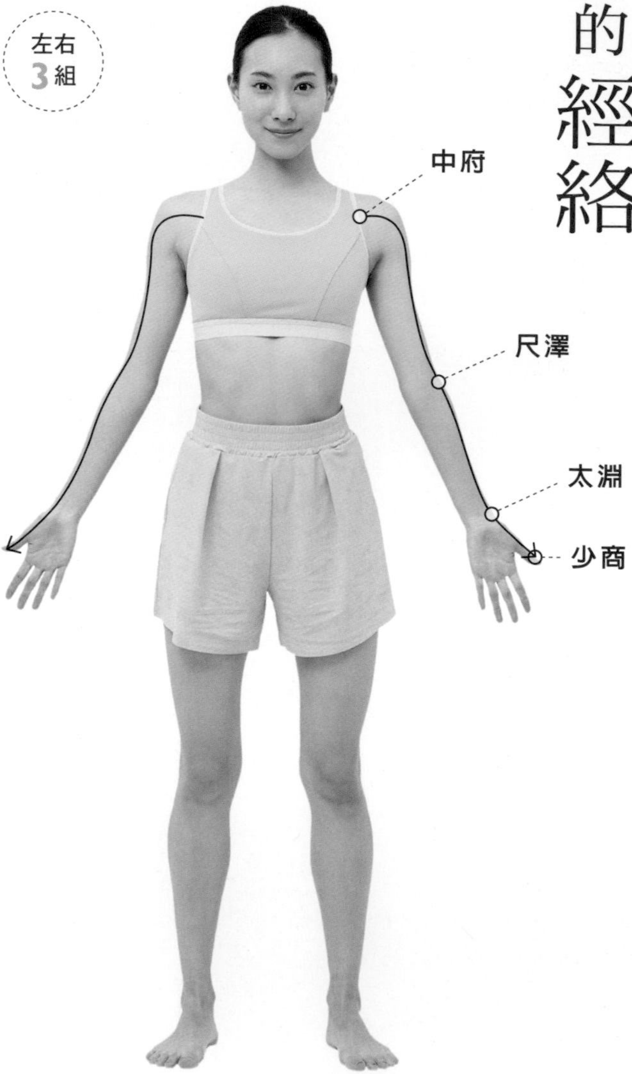

觀看影片

1 從鎖骨外側開始

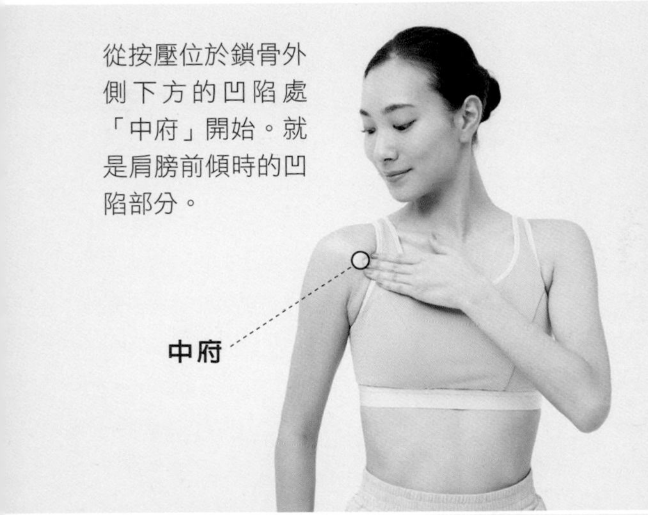

從按壓位於鎖骨外側下方的凹陷處「中府」開始。就是肩膀前傾時的凹陷部分。

2 從肩膀往手臂

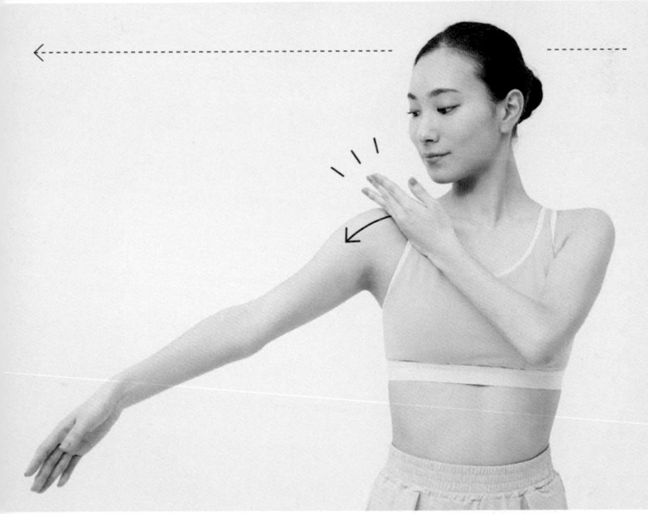

輕輕伸直手臂，從「中府」開始往手臂方向敲打。

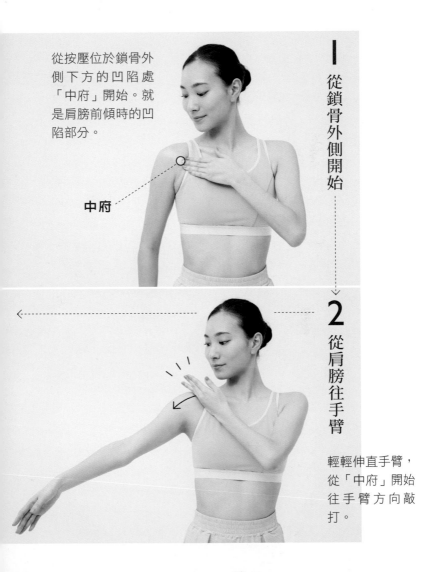

3 往手肘

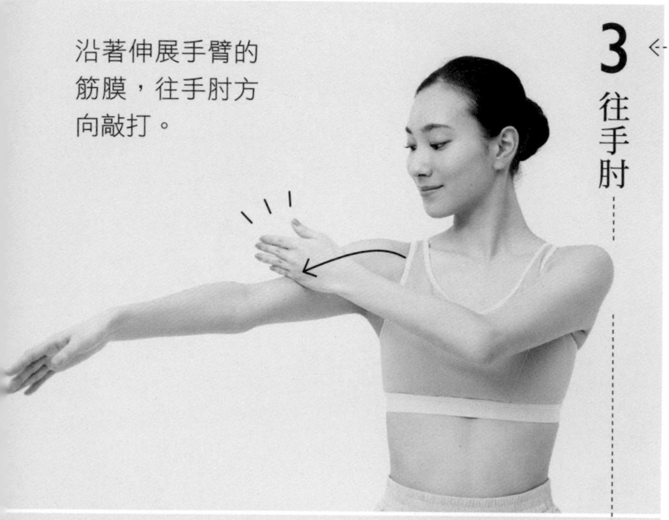

沿著伸展手臂的筋膜，往手肘方向敲打。

4 手肘上側

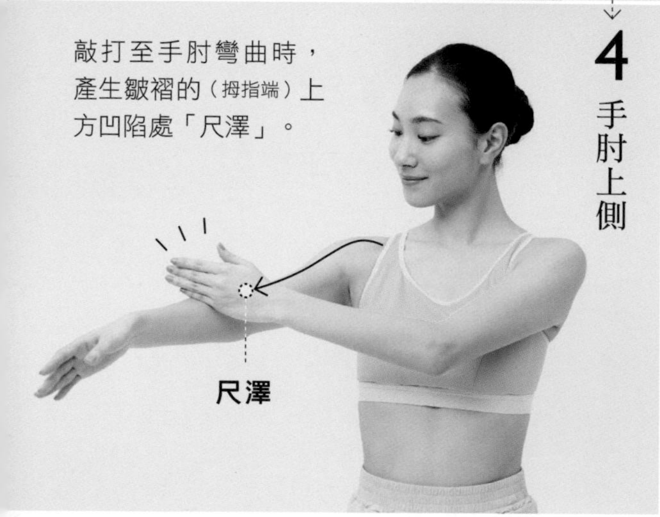

敲打至手肘彎曲時，產生皺褶的（拇指端）上方凹陷處「尺澤」。

5 往手腕

直接沿著手臂上方的筋膜，敲打至位於手掌根部拇指端的穴位「太淵」。

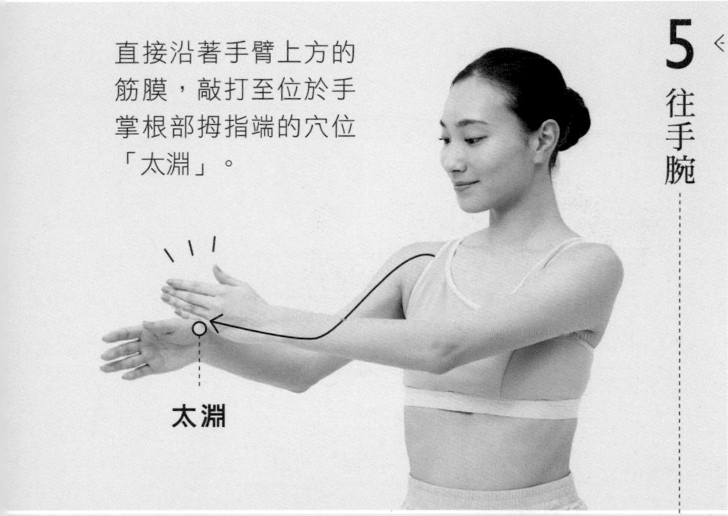

6 至拇指前端

從手腕經過拇指根部，敲打位於拇指外側的指甲根部「少商」。

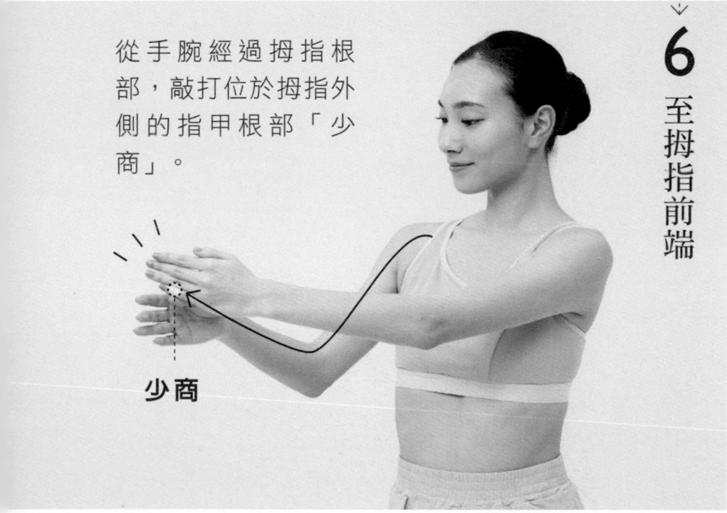

腎的經絡

連接腎的經絡從腳底開始，
經過小腿和大腿內側，
持續延伸至上半身的前側。

左右
3組

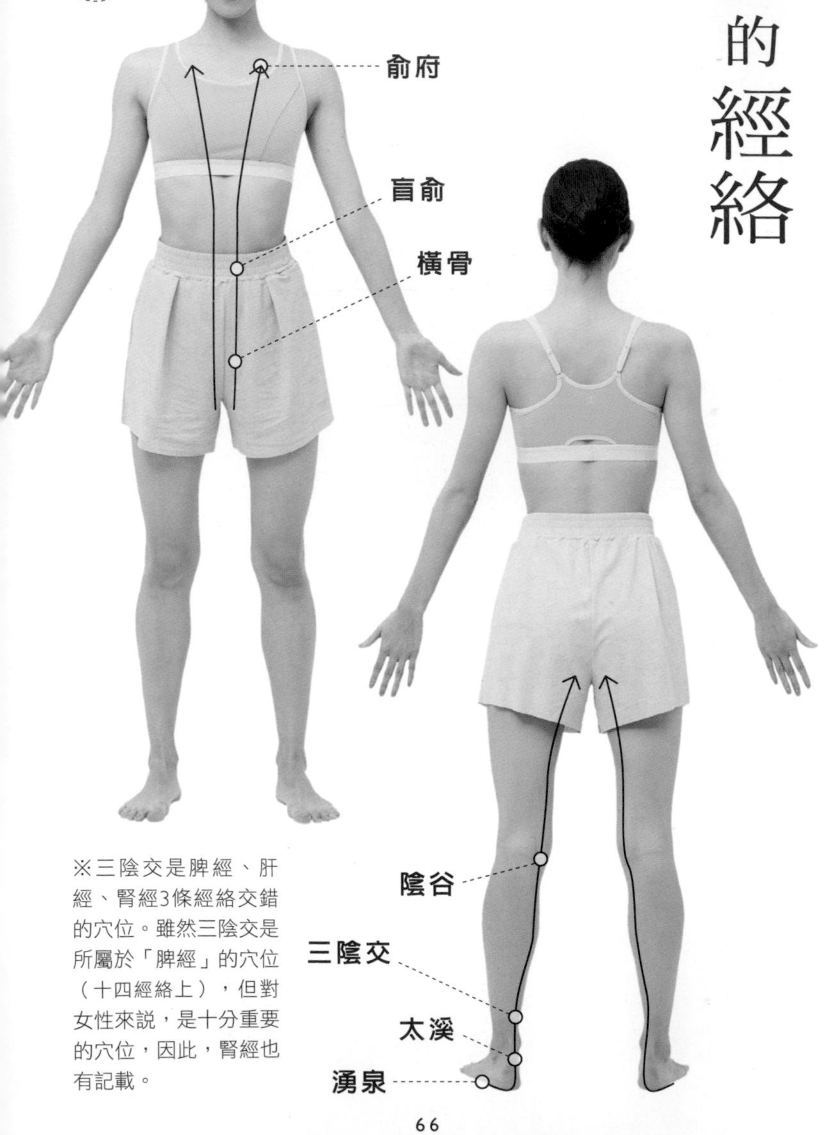

※三陰交是脾經、肝經、腎經3條經絡交錯的穴位。雖然三陰交是所屬於「脾經」的穴位（十四經絡上），但對女性來說，是十分重要的穴位，因此，腎經也有記載。

觀看影片

從按壓位於腳底、拇指下方肉厚部分末端的凹陷處「湧泉」開始。

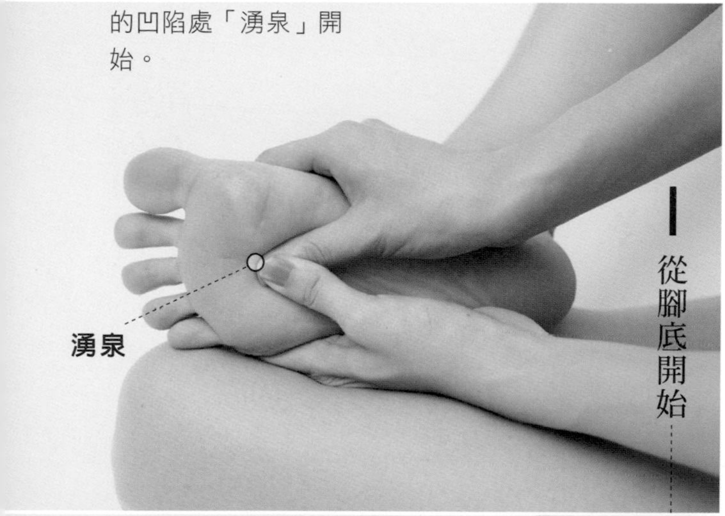

從腳底的「湧泉」開始往內腳踝敲打。

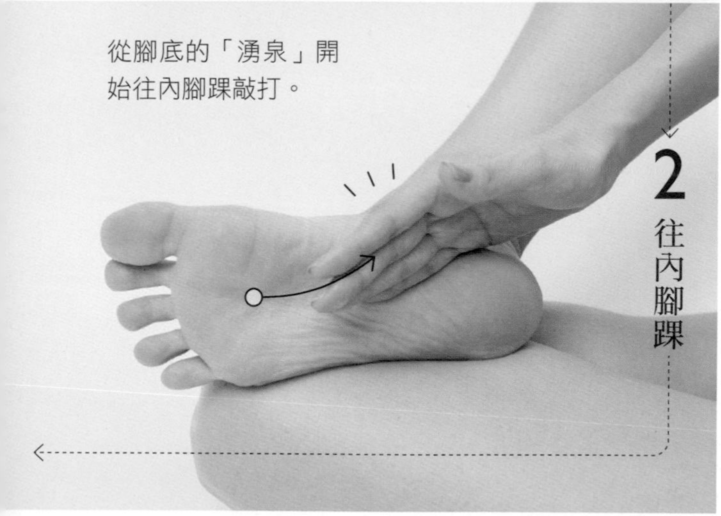

敲打至位於內腳踝後方、阿基里斯腱的凹陷處「太溪」。

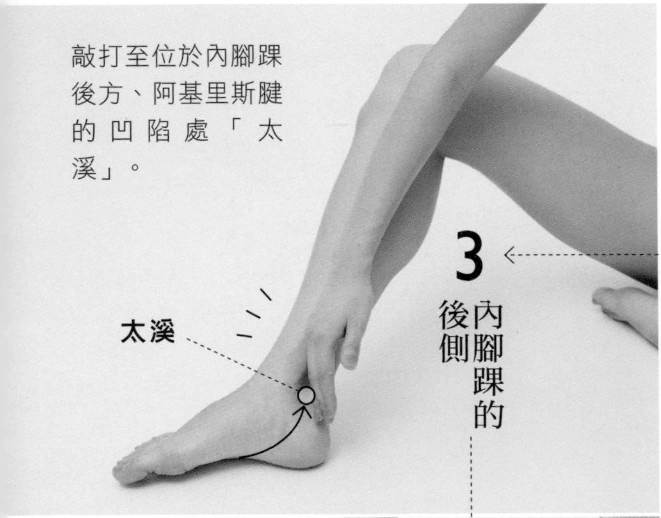

3 內腳踝的後側

直接經過「三陰交」（參考P.50和58，肝和脾的經絡），一路往膝窩方向敲打。

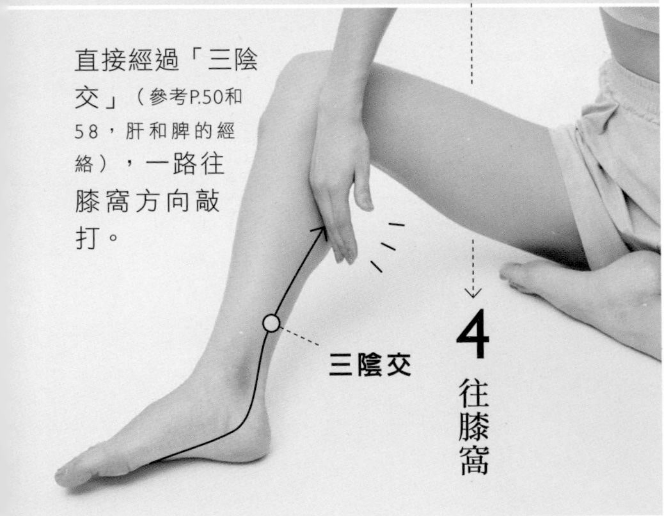

4 往膝窩

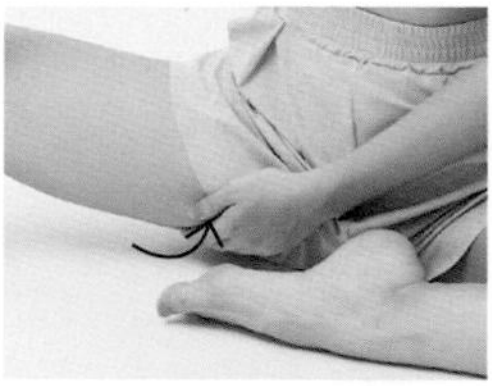

5 往大腿內側

敲打至彎曲膝蓋時，產生皺褶的略內側「陰谷」。用反方向的手掐緊大腿的內側。

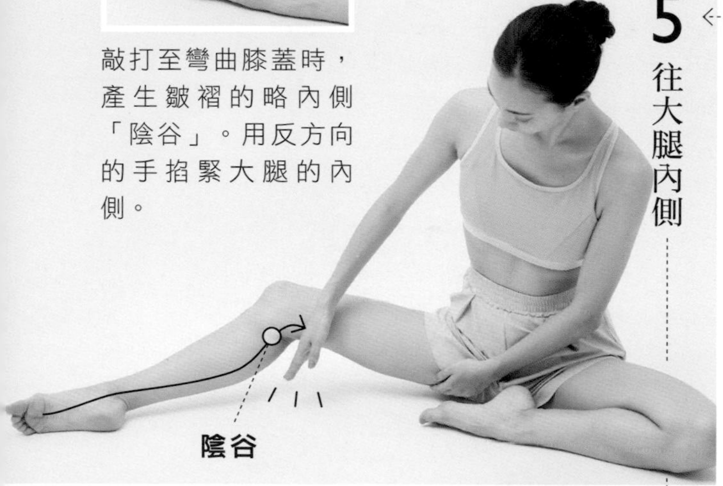

6 至腳根部

用反方向的手掐緊大腿的內側，一邊往肛門方向敲打大腿。

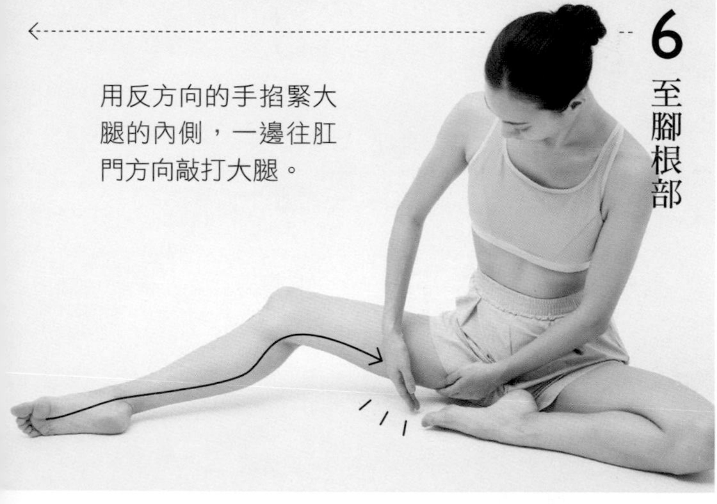

7 往上半身

以從肛門穿過腹部內側般的感覺，一路來到上半身的前面。敲打至位於恥骨略外側的「橫骨」。

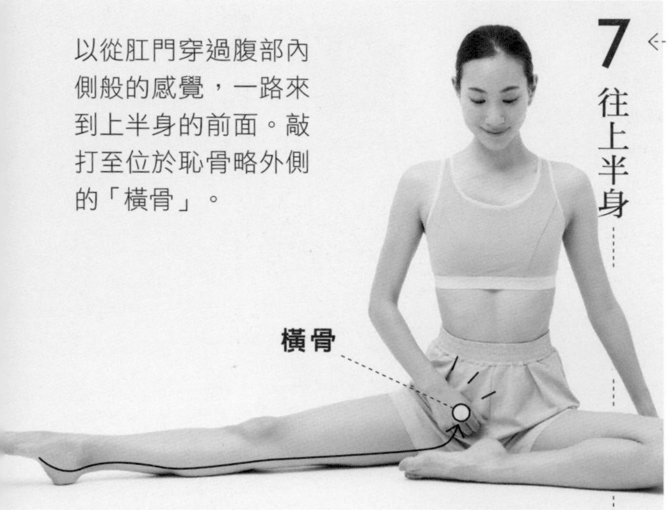

8 肚臍外側

穿過正中線（身體的正中央）的略外側，敲打至肚臍略外側的「盲俞」。

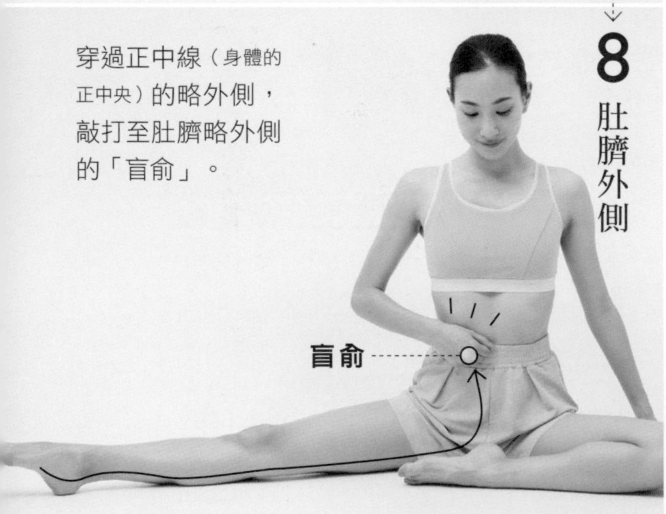

9 胸內側

直接往上敲打至乳頭略內側。正中線和乳頭之間，剛好在正中央的位置。

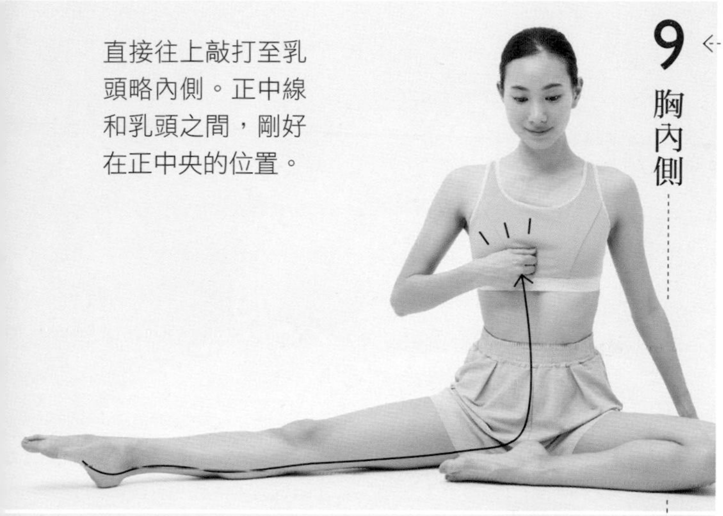

10 至鎖骨下方

直接往上敲打至快到鎖骨的下方位置「俞府」。

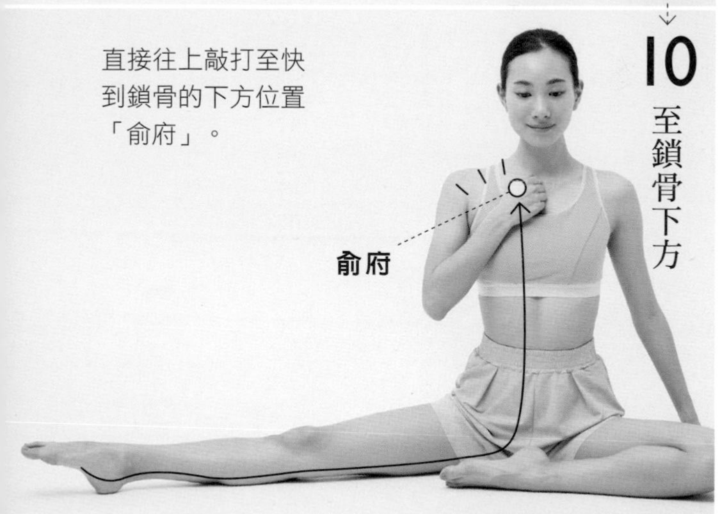

Chapter 3

五臟養護伸展操和穴位按壓

本章節將為
大家介紹伸展、
扭轉五臟相關經絡，
藉此刺激、活化五臟的
五臟養護伸展操。
同時也請大家試著實踐，
按壓氣的出入口，
也就是使氣、
血更容易聚集的穴位，
加以訓練吧！

只要掃瞄頁面左上的QR碼就能觀賞訓練影片。
就能夠透過影片，一邊確認實際的動作，一邊進行訓練。
http://www.wani.co.jp/zo-katsu/

五臟養護訓練③

利用五臟養護伸展操刺激經絡

不同於前一章節透過輕敲刺激經絡的方式，五臟養護伸展操是伸展分佈在身體內部的經絡，同時再透過扭轉給予刺激，使五臟更加活化。緩慢做出所有動作，同時在左右兩側均衡實施吧！雖說有個人身體狀態的差異，不過，如果可以，盡可能做3次以上，每天持續施作，才是最重要的關鍵。

五臟養護伸展操的重點是一邊呼吸一邊伸展。從鼻子吸氣，然後在伸展身體的時候，透過嘴巴吐氣。只要在吐氣的同時，一邊進行伸展，就能更加擴大身體的伸展。

伸展的同時，
一邊留意各部位的經絡

重點就在於，照著前一章節介紹的經絡路線進行伸展。

- 肝的經絡…P.48
- 心的經絡…P.52
- 脾的經絡…P.56
- 肺的經絡…P.62
- 腎的經絡…P.66

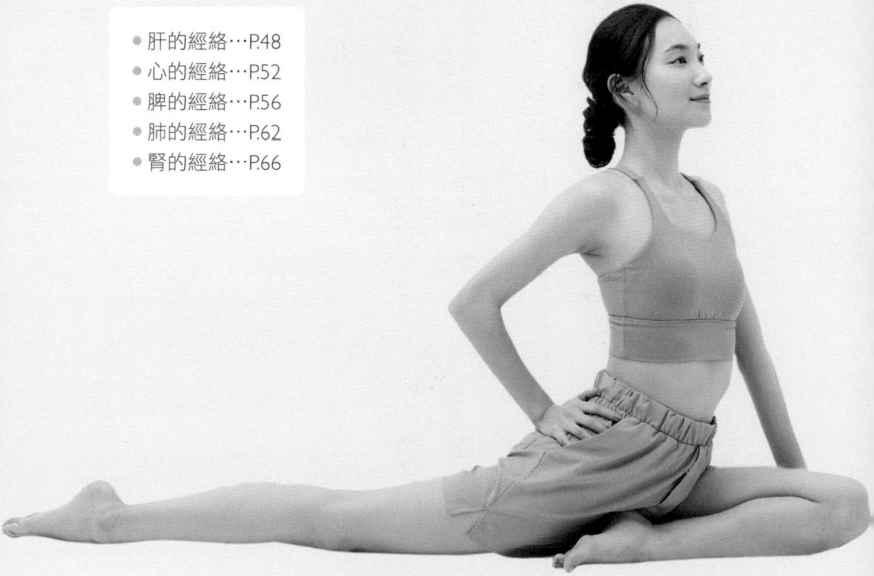

※伸展的時候，如果有感到疼痛等較難施行的情況，請不要過分逞強，在能力所及範圍內施作即可。無法採取基本姿勢時，也可以坐在椅子上，只活動上半身。

肝的伸展操

焦慮、心情低落，或是難以入睡等時候，也非常有效的伸展操。

＊很難採取這種姿勢的人，
可以用手扶著地板等，避免太過逞強。

1 基本姿勢

首先，把右腳伸直，左腳在身前彎曲，坐著。讓上半身挺直落在骨盆上面。

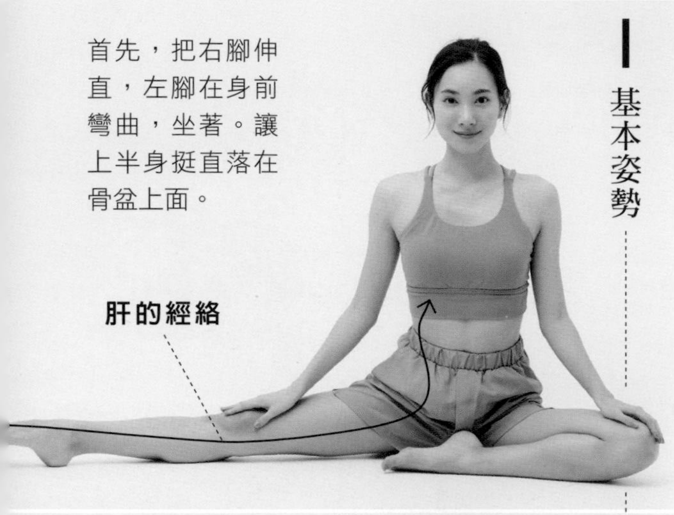

2 腳背朝下伸展

扭轉腳部，讓腳背貼於地板。一邊呼吸，一邊確實伸展髖關節至大腿的內側。

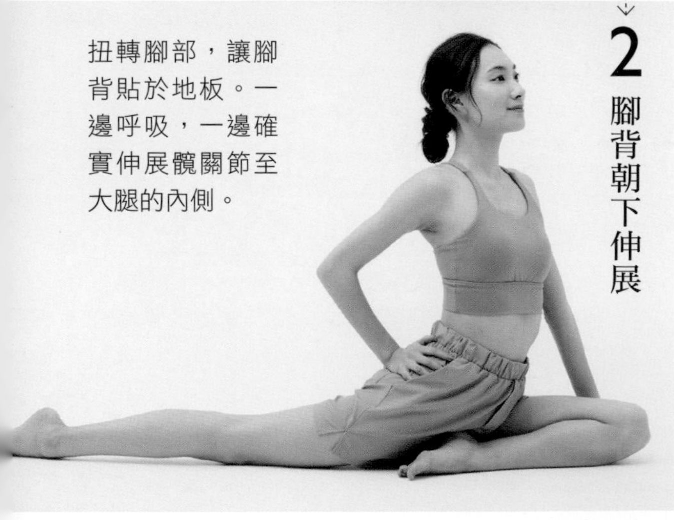

左右
3組

＊施作時，一邊仔細感受P.48的經絡。

3 扭轉上半身

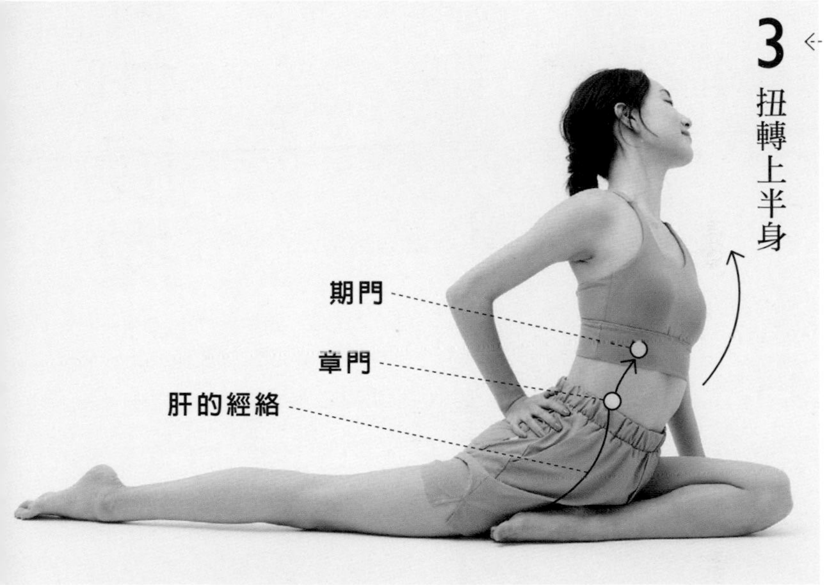

把手放在腰上，輕推上半身，一邊扭轉。為了刺激到上半身的「章門」和「期門」，要讓身體往上彎曲傾斜45度以上。

心的伸展操

適合經常感受到心悸、呼吸急促的人、因多愁善感而身心疲憊的人。坐在椅子上也可以施作，所以也可以利用工作空檔放鬆一下。

＊坐在椅子上也OK。

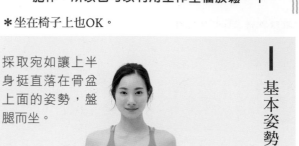

1 基本姿勢

採取宛如讓上半身挺直落在骨盆上面的姿勢，盤腿而坐。

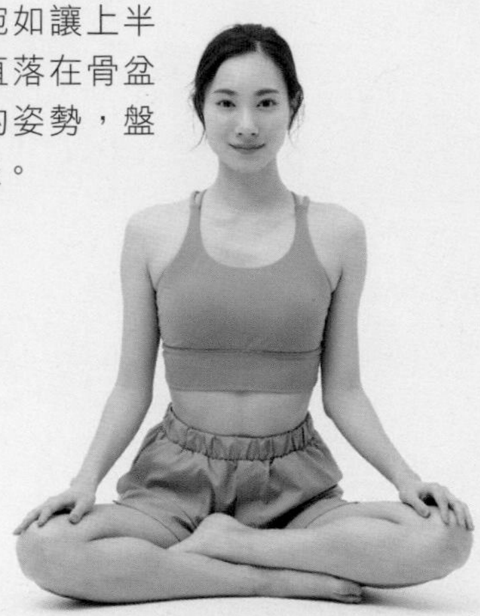

2 抬起右臂

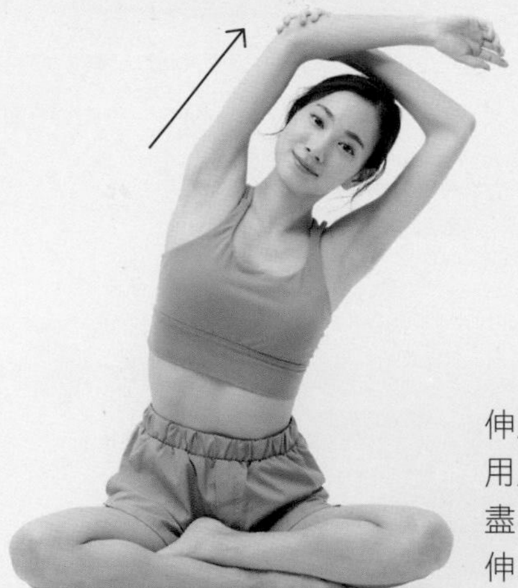

伸展高舉過頭頂的右臂，用反方向的手抓住手肘，盡可能把右手往遠處拉伸。

觀看影片

左右
3組

＊施作時，一邊仔細感受P.52的經絡。

3 手掌朝上

直接把抓住手肘的左手滑到手腕處，接著扭轉，使右手的手掌朝向上方。

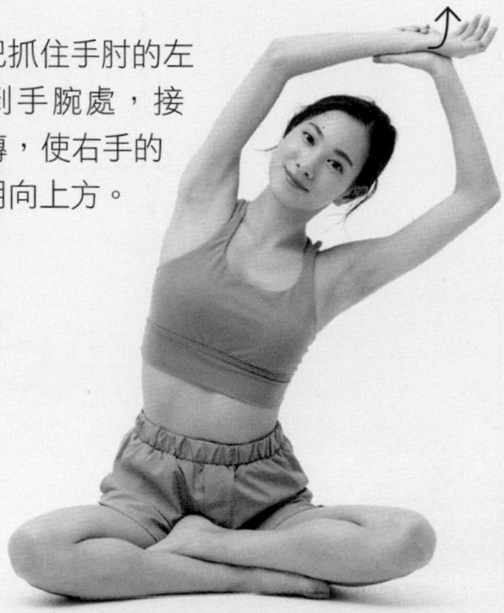

4 進一步伸展

直接把右手再往更遠處拉伸。這個時候要仔細感受位於手臂內側的經絡。

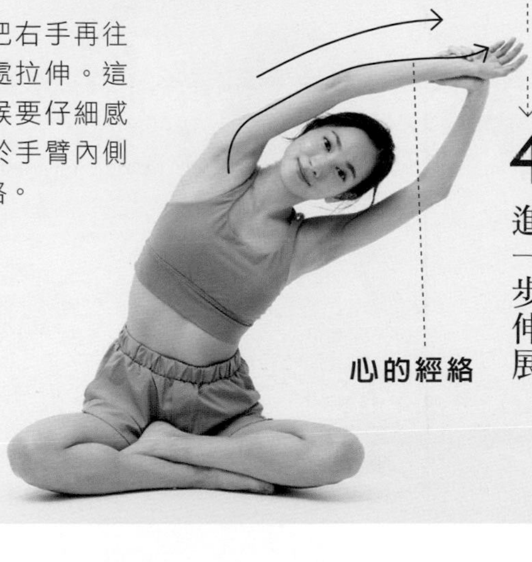

脾的伸展操

腸胃狀態不佳、四肢沉重等時候最適合。

＊因為會經過肝經絡的附近，所以要一邊注意腳的角度。

1 基本姿勢

右腳的腳尖朝上，筆直伸展，左腳在身前彎曲，坐著。讓上半身挺直落在骨盆上面。

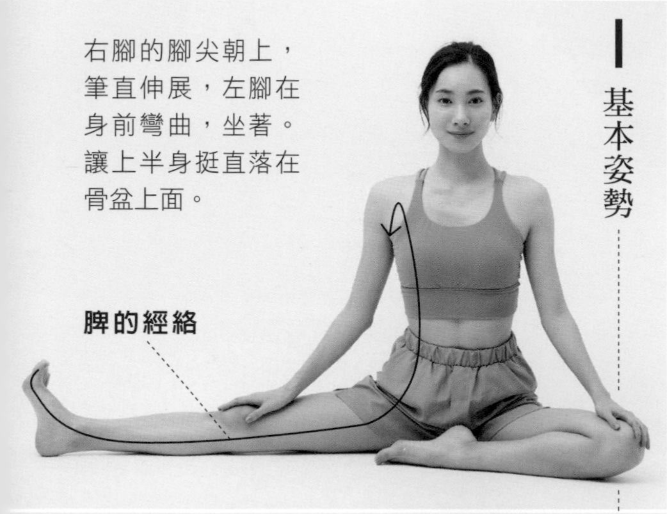

2 把腳轉至水平角度

把腳尖往前傾倒90度，使腳部呈現水平。一定要採用這種角度，才能刺激到脾經絡的線條。

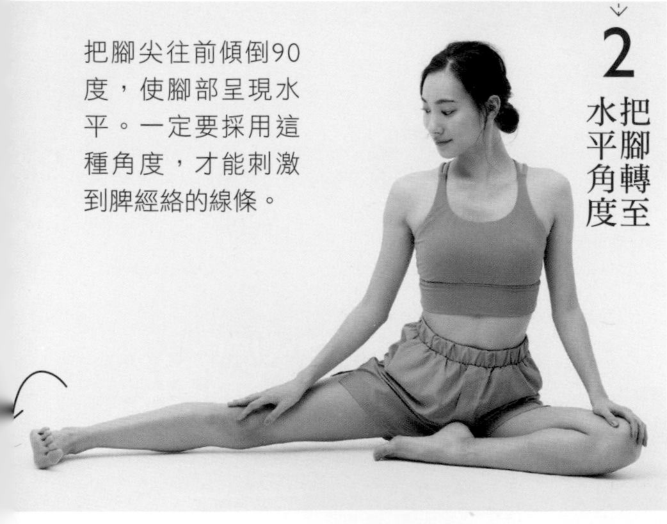

左右
3組

＊施作時，一邊仔細感受P.56的經絡。

3 伸展上半身

把手放在腰至側腹的附近，輕推上半身扭轉。一邊確實吐氣，一邊伸展。

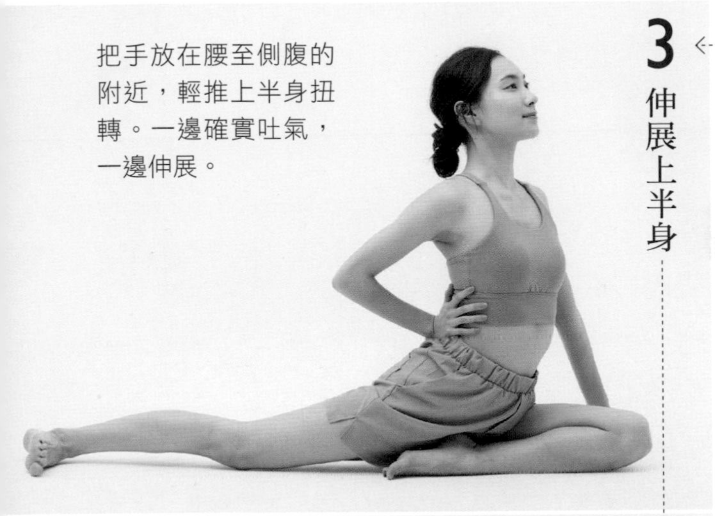

4 進一步扭轉上半身

因為脾經絡延伸至上半身的側腹，所以要進一步扭轉上半身，把身體往外側伸展。

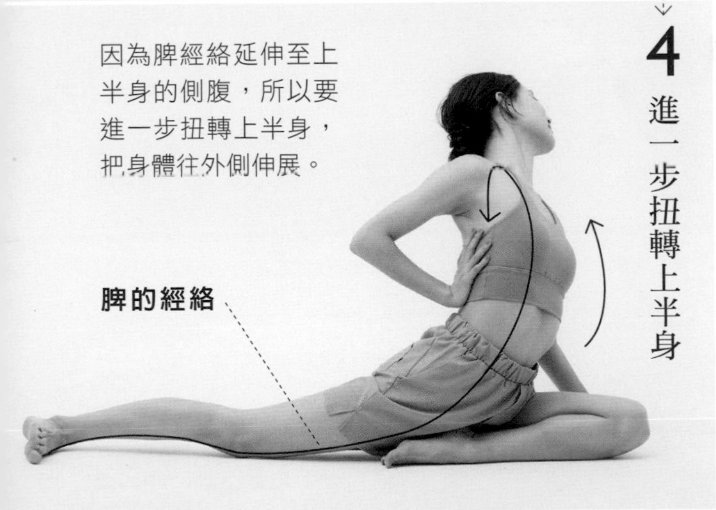

肺的伸展操

**感覺呼吸較淺的時候，
或是容易咳嗽或感冒的人。**

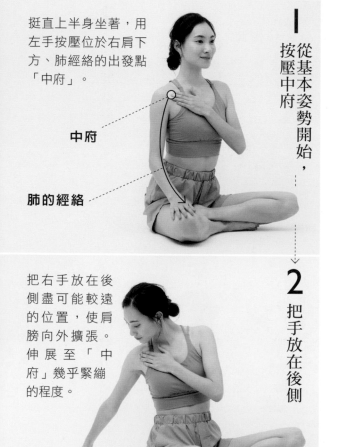

1 從基本姿勢開始，按壓中府

挺直上半身坐著，用左手按壓位於右肩下方、肺經絡的出發點「中府」。

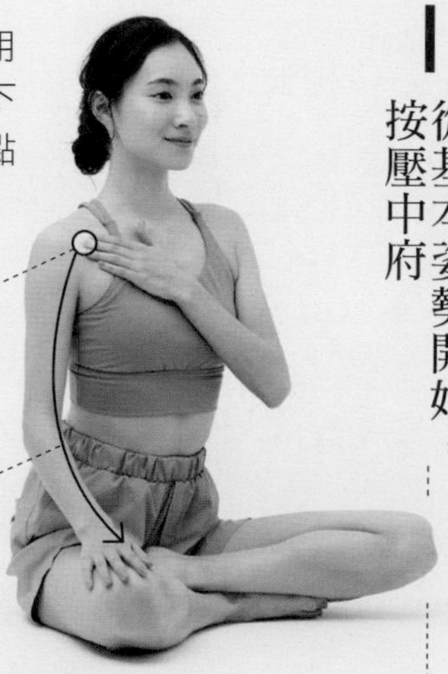

2 把手放在後側

把右手放在後側盡可能較遠的位置，使肩膀向外擴張。伸展至「中府」幾乎緊繃的程度。

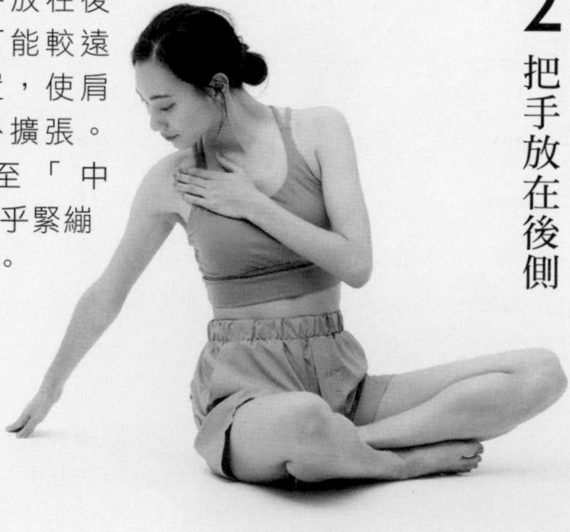

左右 3 組

＊施作時，一邊仔細感受P.62的經絡。

3 把手臂往前拽

在手貼著地板的狀態下，直接把上半身往前傾倒，像是把手臂從身後往前拽那樣，將手臂向前拖拉。

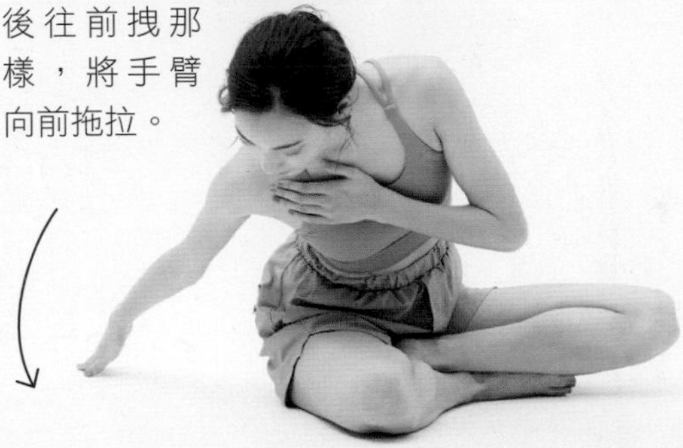

4 肩膀施力

進一步把肩膀往內壓，像是畫圓那樣，拉扯手臂。施作的時候，手要緊貼著地板，不可以抬起來。

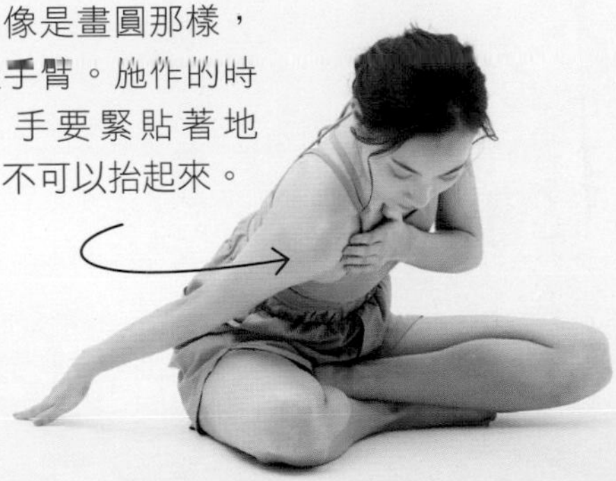

5 挺起身體

像是把肩膀往上抬那樣，慢慢挺起身體。這個時候，手同樣也要緊貼著地板。

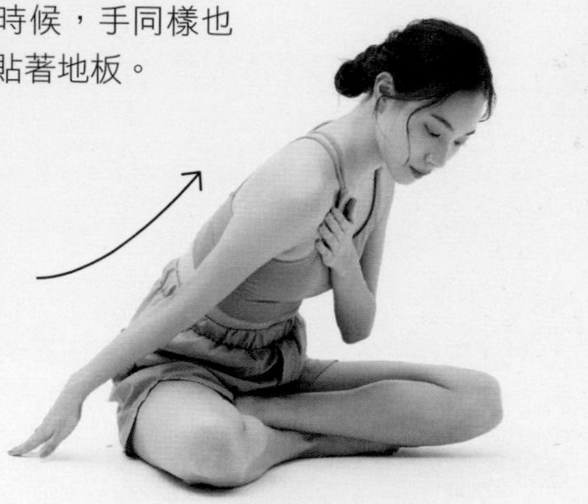

6 轉動上半身

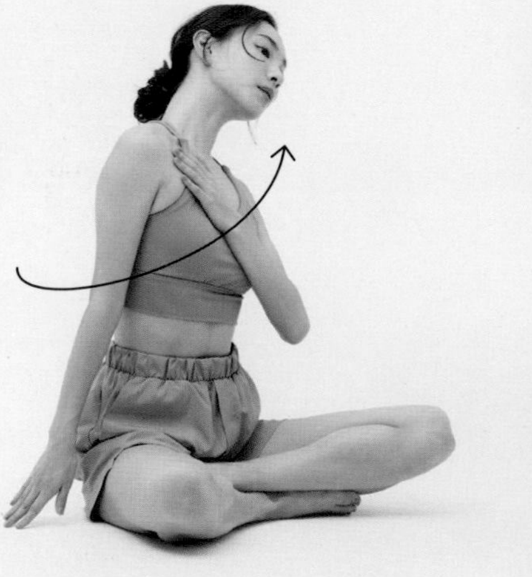

像是轉動上半身那樣，讓身體往左側傾斜，使右臂自然地回到身體側面。

宛如敞開肩膀那樣，讓上半身往後彎曲，一邊把上半身從左往右轉。

7 彎曲上半身

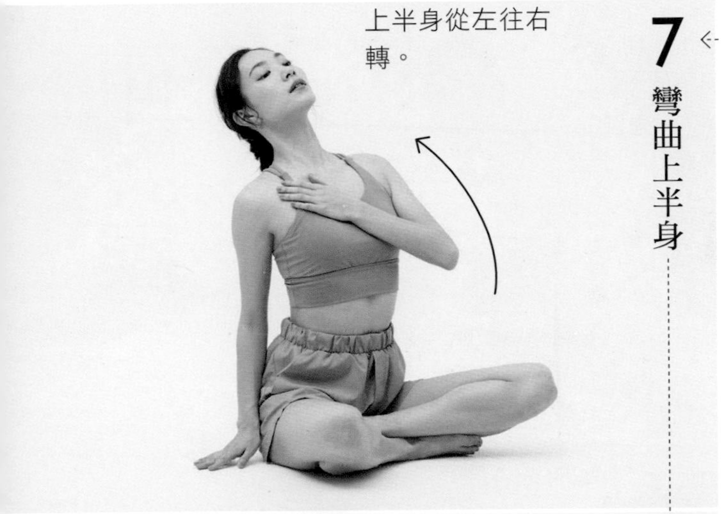

8 恢復成基本姿勢

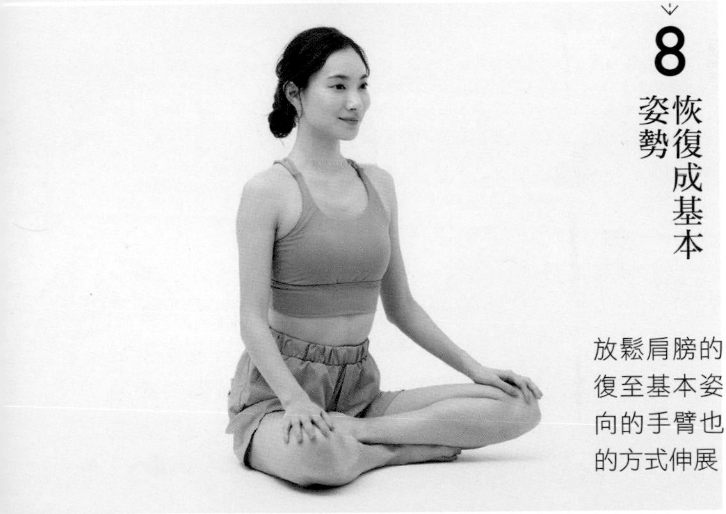

放鬆肩膀的力量，恢復至基本姿勢。反方向的手臂也請用相同的方式伸展。

腎的伸展操

適合腰痛或下半身虛冷、
有月經不順的煩惱等時候。
腎的伸展操對下半身的瘦身也有效果。

＊很難採取這種姿勢的人，請在能力範圍內施作，不要太過逞強。

1 基本姿勢

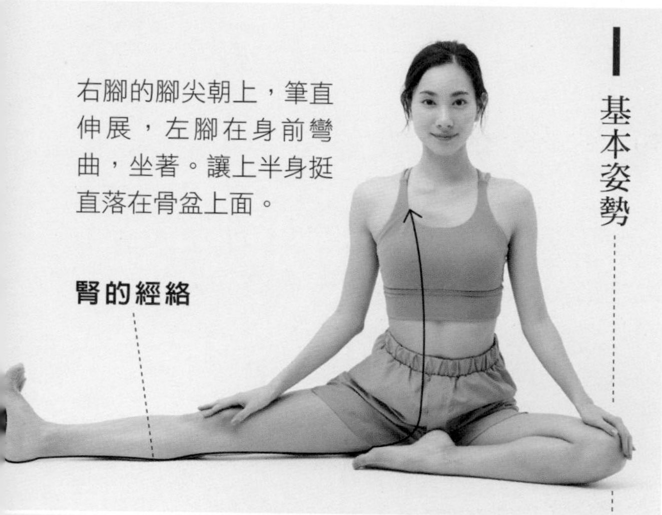

右腳的腳尖朝上，筆直伸展，左腳在身前彎曲，坐著。讓上半身挺直落在骨盆上面。

2 伸展膝蓋

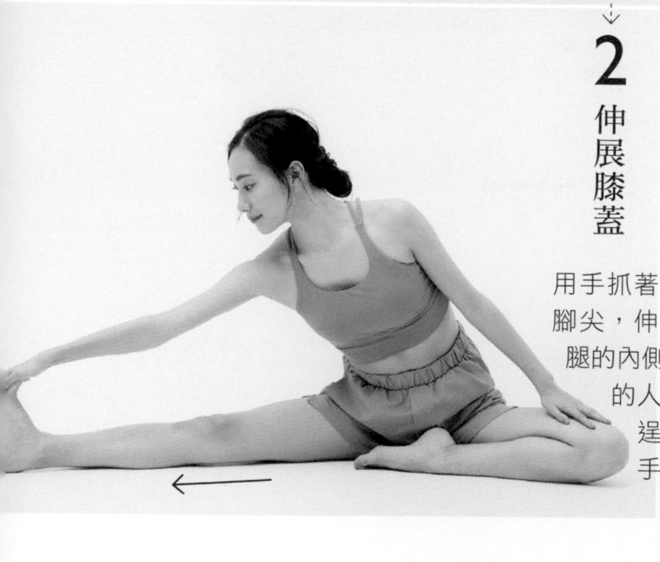

用手抓著伸展的腳的腳尖，伸展大腿至小腿的內側。手搆不到的人不需要太過逞強，可以把手放在腳上面施作。

左右
3組

＊施作時，一邊仔細感受P.66的經絡。

3 傾倒上半身

維持這個姿勢，將上半身往前傾倒。這個時候的重點是要仔細感受肛門的變化。

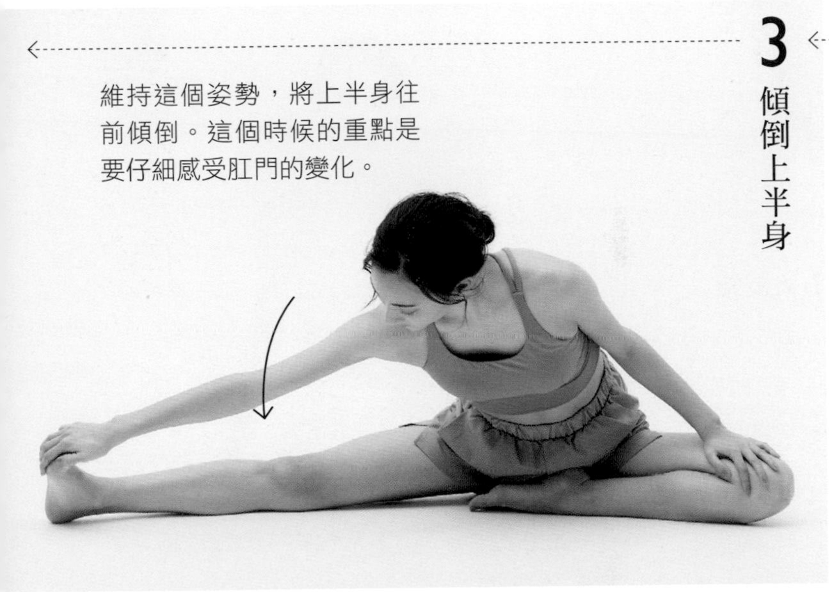

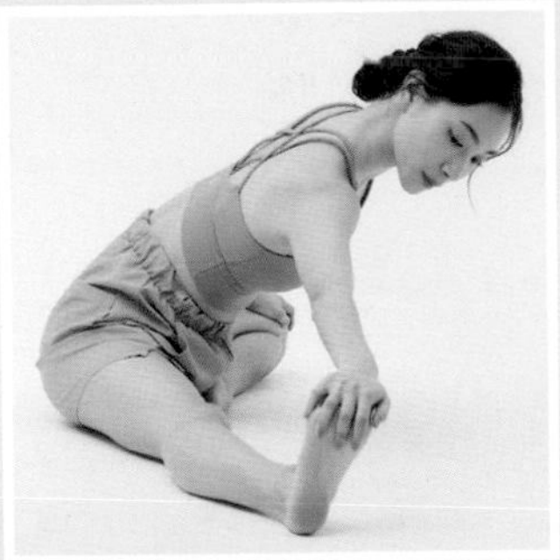

從側面觀看……

4 挺起上半身

在感受肛門變化的同時，慢慢挺起上半身。把雙手放在身體後面，把臉往上抬。

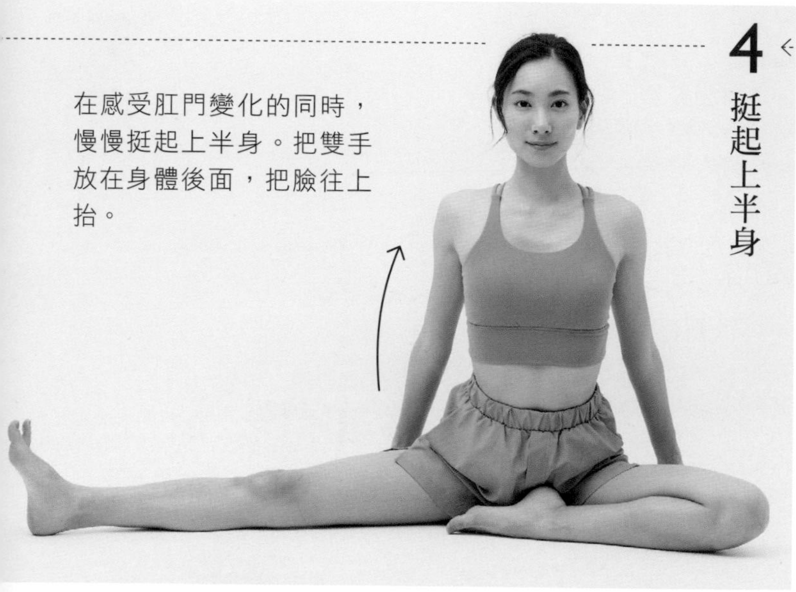

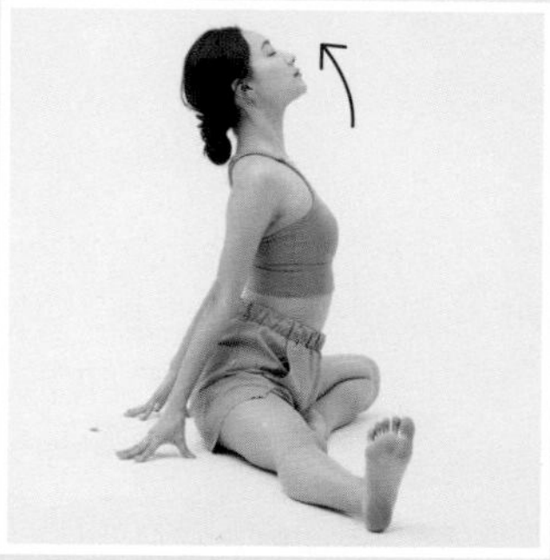

從側面觀看……

5 頭往上抬，身體彎曲

順著挺起上半身的動作，將臉往上抬，然後彎曲身體，伸展腹部至鎖骨下方之間的腎經絡。

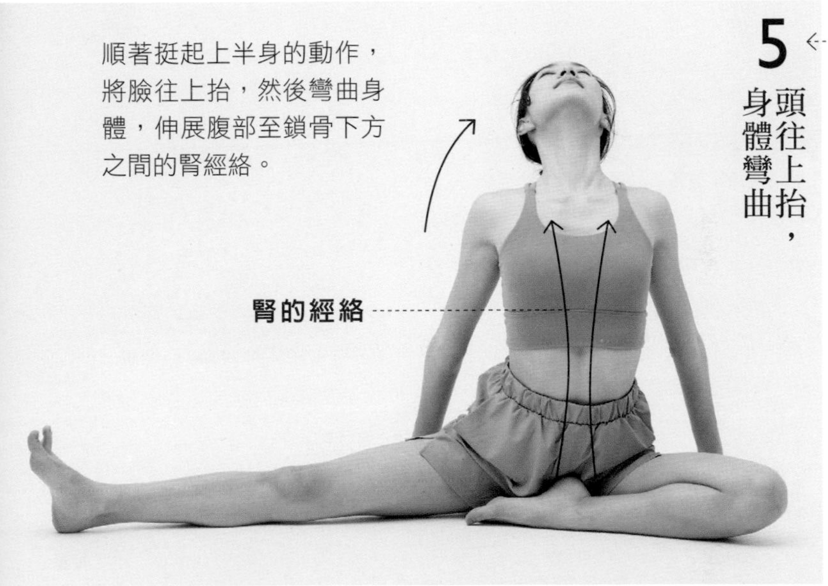

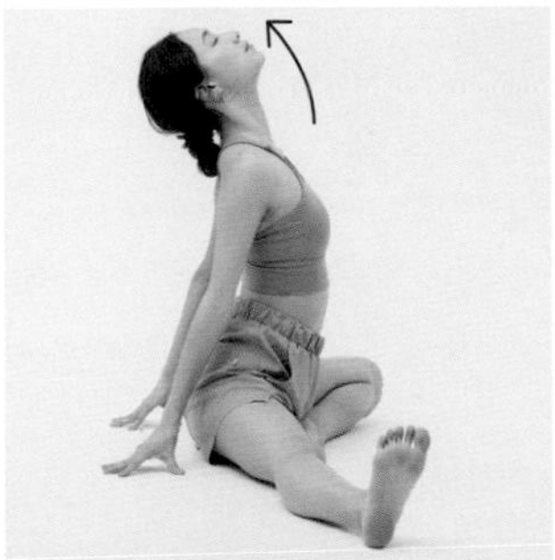

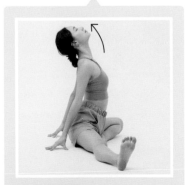

從側面觀看……

※這個伸展操的動作若有困難，請參考基本姿勢，試著在不逞強的情況下伸展身體吧！就算動作不完美也沒關係，只要能夠伸展腳部、擴展胸腔，就能夠達到輕微刺激經絡的效果。

五臟養護訓練④

穴位按壓

對於調理、活化五臟來說，最強烈建議的關鍵就是「穴位」。

大家應該經常聽到穴位這個名詞，穴位就位在分佈於身體當中的經絡上面。由於穴位連接身體的內側和外側，所以又被稱為「經穴」，就相當於氣的出入口。因為穴位是氣、血容易聚集、滯留的場所，所以可以藉由穴位的刺激，促進氣血的循環，同時透過經絡，調整五臟的狀態。

另外，穴位同時也是容易表現出五臟不適的場所。按壓穴位的時候，如果感受到僵硬或疼痛，就是五臟發生虛弱或疲弊等問題的最佳證據。對於確認肉眼看不見的五臟狀態來說，按壓穴位也是非常有效的方法。

本章節將為大家介紹，五臟各種有效穴位當中特別容易按壓的代表性穴位。以下是穴位按壓的注意事項。

- 說明的內容只有單邊，但事實上應該左右兩邊均衡施作。
- 每個穴位緩慢按壓8秒。
- 為了確實刺激經絡，至少應按壓20次。

按壓的力道建議稍微用力一些。雖說按壓的方式會依穴位而有不同，不過，基本上若是用雙手按壓的話，就是把手指重疊在一起，然後再強力按壓。感覺越是僵硬，就代表氣、血瘀積的情況越嚴重，所以就更要確實按壓。

The Point is...

穴位是氣的出入口。容易顯現不適。

五臟養護的代表性穴位

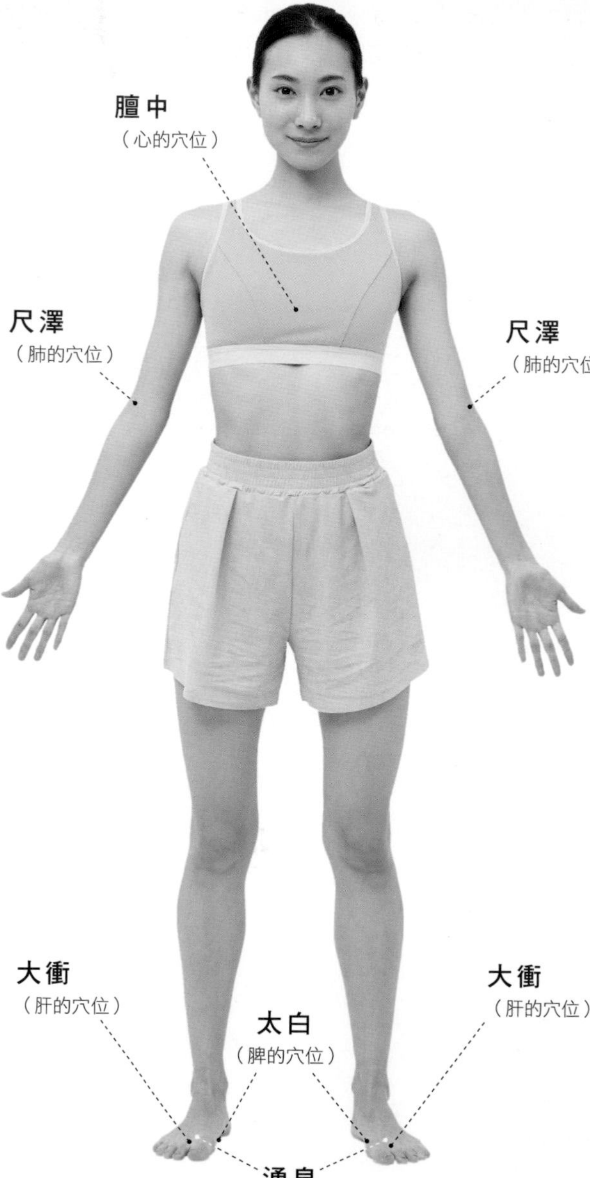
膻中
（心的穴位）
尺澤
（肺的穴位）
尺澤
（肺的穴位）
大衝
（肝的穴位）
太白
（脾的穴位）
大衝
（肝的穴位）
湧泉
（腎的穴位）

肝的穴位

提高肝的作用，促進氣的循環。對於熱潮紅等更年期症狀、經常焦慮的時候也有效。

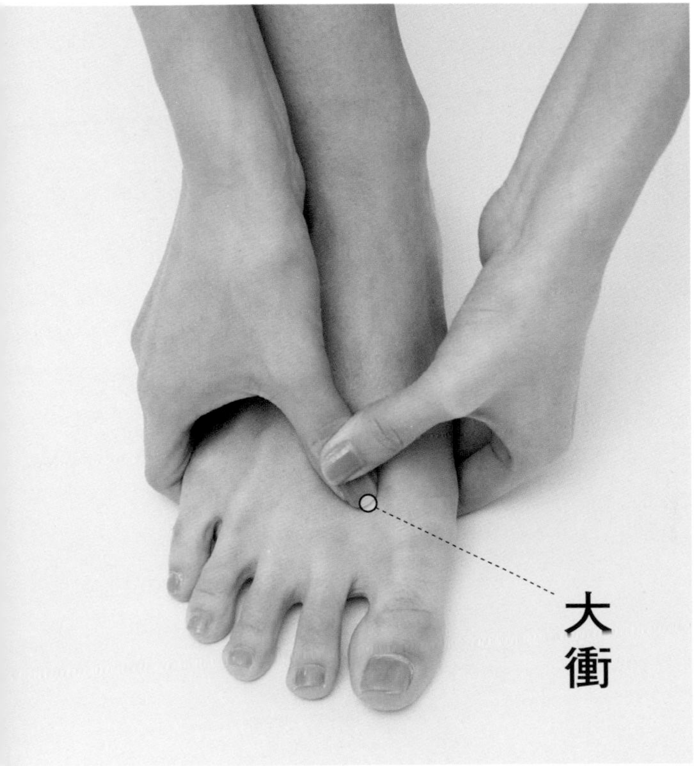

給予肝臟刺激的代表性穴位。腳拇指和食指之間的凹陷部分就是「大衝」。

心的穴位

適合需要提振士氣或更加努力的時候。
除了失眠、抑鬱等症狀外，對於多愁善感的人或呼吸較淺的人也有效果。

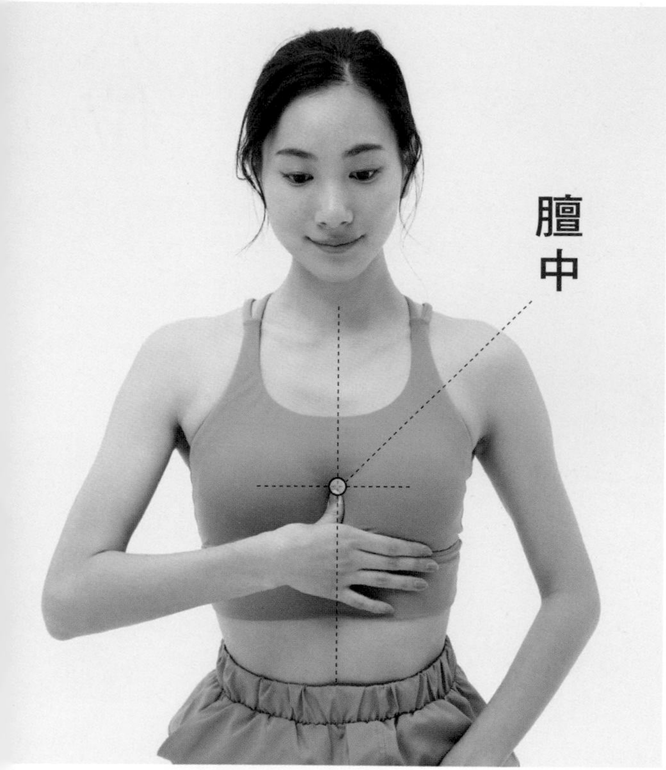

「膻中」位在胸口的正中央。正確來說就是，左右乳頭相連的線和穿過身體正中央的正中線所交錯的位置。

脾的穴位

適合腸胃不適、反覆便祕和腹瀉、
缺乏食欲或食欲旺盛等時候。
梅雨季節或季節轉換的時候也很適合。

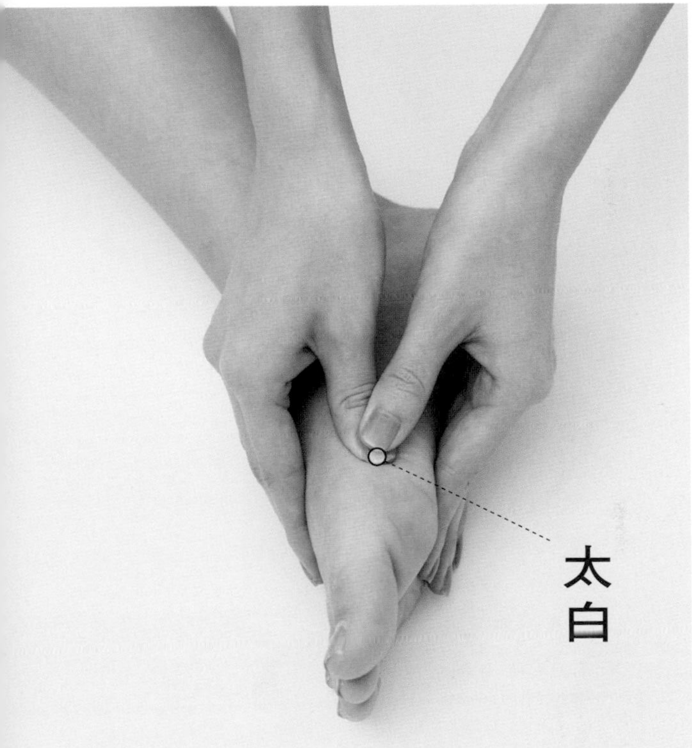

「太白」位於腳拇指下方的大塊骨頭下面的凹陷處。用雙手用力地按壓吧！

肺的穴位

呼吸系統發生鼻塞
或喉嚨痛等問題時適用。
乾燥的秋天也十分活躍的穴位。

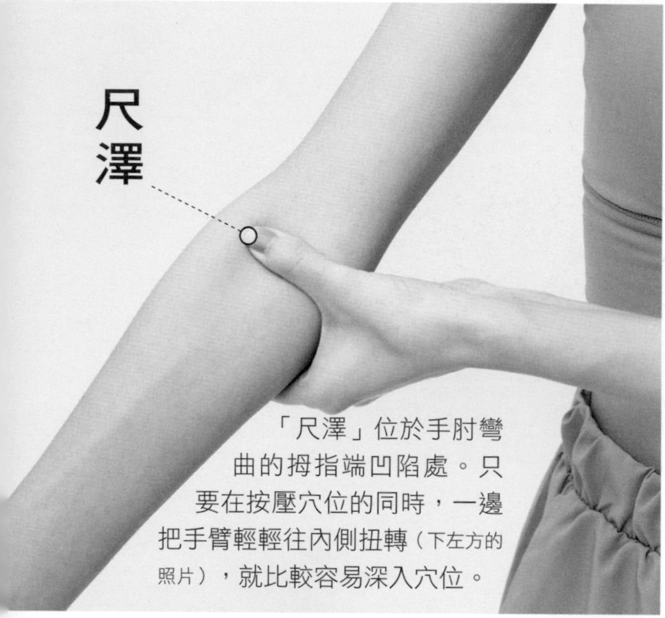

「尺澤」位於手肘彎曲的拇指端凹陷處。只要在按壓穴位的同時，一邊把手臂輕輕往內側扭轉（下左方的照片），就比較容易深入穴位。

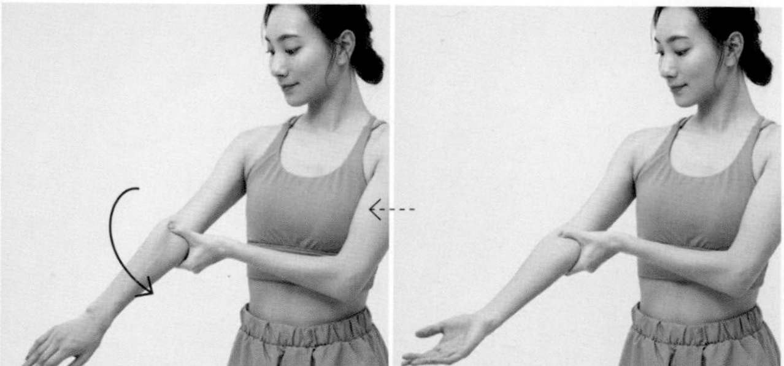

腎的穴位

改善浮腫、下半身肥胖或虛冷。
除了能夠透過按壓方式達到效果之外，
溫熱也能夠提高腎的作用。

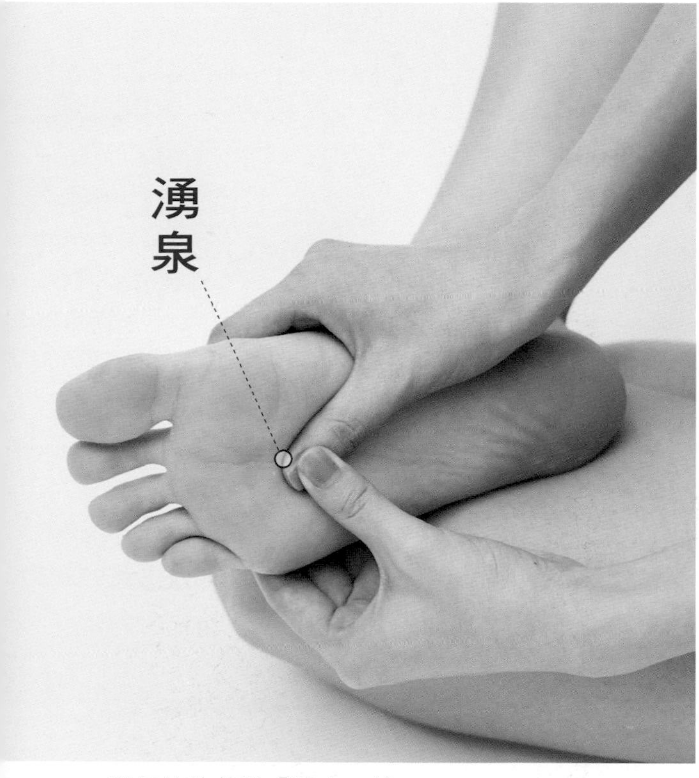

腎經絡的起點「湧泉」就位於腳底略中央位置的凹陷處。

Chapter 4

頭、臉、頸部的五臟養護按摩

使用刮痧梳進行頭、
臉、頸部周邊的按摩。
效果非常多元，
除了能夠有效預防浮腫、
肌膚鬆弛之外，同時也具有
美膚等美容效果，
甚至也可幫助釋放
囤積在頭部的熱氣、
促進血液和淋巴的循環。
只需要一點點空檔時間
就能輕鬆實施，藉此養成
每天的按摩習慣吧！

只要掃瞄頁面左上的QR碼就能觀賞訓練影片。
就能夠透過影片，一邊確認實際的動作，一邊進行訓練。
http://www.wani.co.jp/zo-katsu/

五臟養護訓練⑤

使用刮痧梳進行五臟養護按摩

腦袋昏沉，無法思考、早上起床的時候，臉部浮腫、感覺脖子變得比過去更加粗短……碰到這種頭部、臉部或頸部的不適感時，試著採用刮痧梳按摩吧！

中國自古有種名為刮痧的民間療法。這是種順著經絡走向，輕柔刮動氣或血瘀積的場所，就可以促進身體循環的方法。雖然也可以不使用道具，直接徒手按摩，不過，使用刮痧梳等道具會更容易施作。

例如，腦部因為精神過度集中而導致發脹、發熱的時候，只要稍做按摩，就能釋放、舒緩腦部的熱氣。熱氣會讓腦部變得昏沉、感到潮熱或頭暈，甚至也可能因為

The Point is...

養成簡單按摩的習慣

血液循環不良而導致白髮，所以建議養成頭部按摩的習慣，盡量避免讓熱氣囤積在腦部吧！如果是按摩臉部的話，具有消除浮腫、拉提肌膚的效果。按摩有許多經絡和神經聚集的頸部，能夠緩解頸部的僵硬，使頸部周圍變得輕鬆舒暢。

除此之外，也會介紹眉毛、額頭、臉頰和鎖骨等的相關按摩方法。按摩的次數為各部位分別10次以上。左右兩邊都要施作。請以自己感覺舒適的力道進行施作。按摩的部位如果比較僵硬，就代表有氣血瘀積的現象，所以建議針對該部位重點按摩。

五臟養護按摩的訣竅

按摩道具可以採用手持的刮痧梳或刮痧板，不過，建議盡量採用溫和的素材。因為直接與肌膚接觸，所以如果可以，建議盡量使用天然的素材。

沒有道具的時候，可以用相同的要領徒手施作。進行按摩的時候，刮痧梳不要與頭皮或皮膚呈現直角，而應該採平放角度（參考左頁的握法）。另外，道具或手的滑動感不佳的時候，也可以搭配按摩用的精油。良好的滑動感能夠減輕對皮膚的負擔。

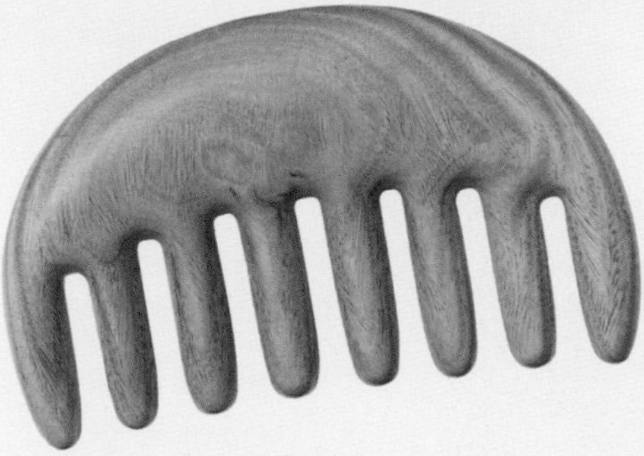

這次使用的是……

木製的五臟養護刮痧梳。使用被譽為『木石』的高密度木材。／BHY SHOP

刮痧梳的使用方法

基本上，不需要施加太多力道，採用滑順且輕柔的力道刮動即可。不需要牢牢抓握，用手指夾持、輕握即可。

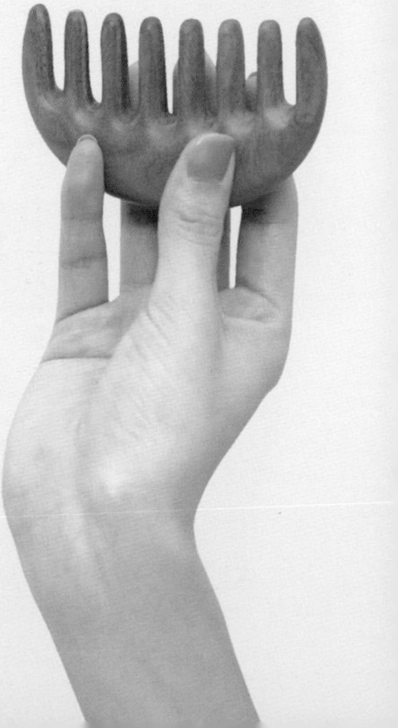

用手施作的時候……

沒有道具的時候，就利用指腹，徒手施作吧！另外，按摩的時候要小心，避免指甲抓傷肌膚。

頭的按摩

讓因為工作或學習而感到疲勞的頭部重新放鬆。釋放囤積在頭部的熱氣，促進頭部的循環，同時也能預防白髮。

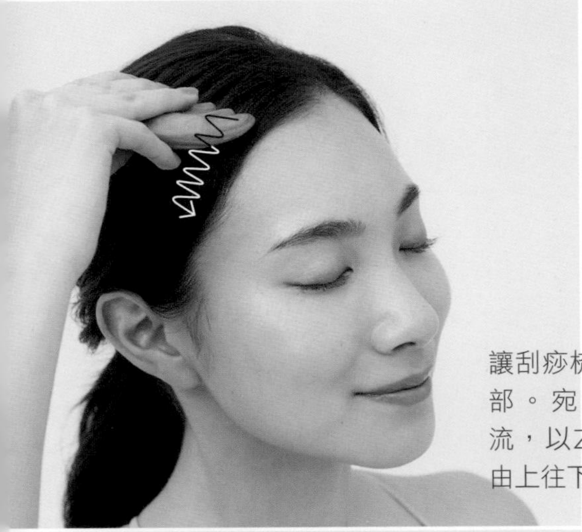

1 從側頭部的前側上方開始

讓刮痧梳平貼於頭部。宛如順著髮流，以Z字走向，由上往下按摩。

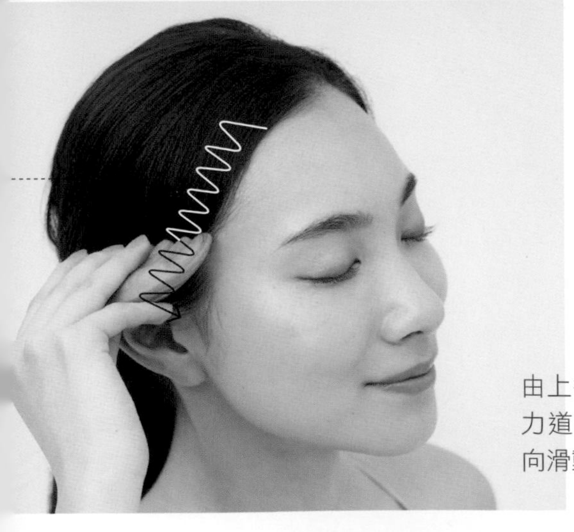

2 按摩至耳朵上方

由上往下，用感到舒適的力道，以小幅度的Z字走向滑動，一邊輕撫。

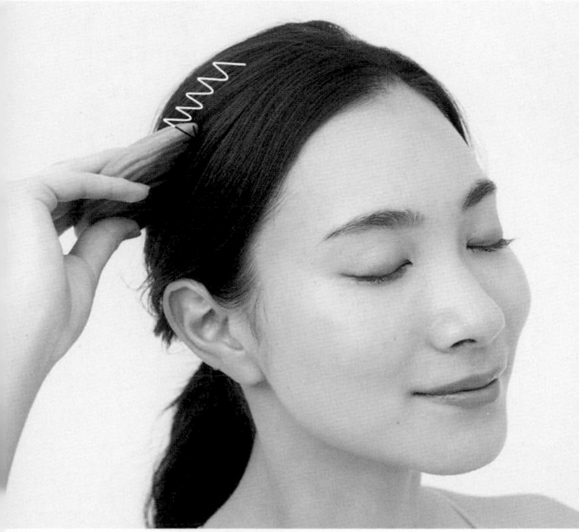

3 從側頭部的後側上方開始

把刮痧梳的平貼位置挪移至後方，以小幅度的Z字走向一邊輕撫。

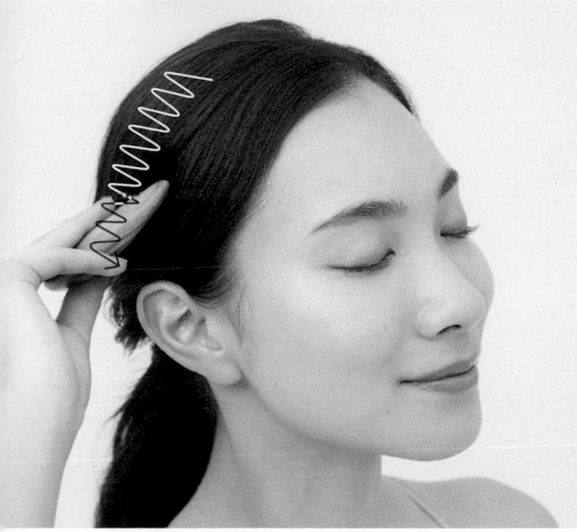

4 按摩至後頭部

以Z字走向滑動至後頭部的下方。請用這個要領按摩整個頭部。用手施行按摩時，使用4根手指的指腹。

臉部輪廓的按摩

讓因為鬆弛或浮腫
而導致的模糊臉部輪廓變得鮮明。
不要太用力，多次反覆。

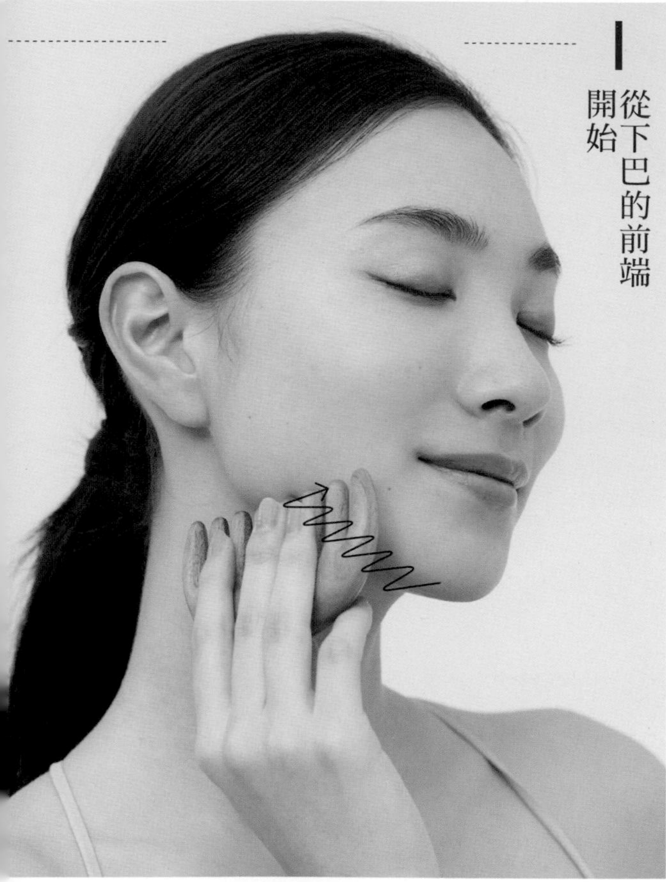

1

從下巴的前端開始

讓刮痧梳輕靠著下巴前端，以Z字走向滑動輕撫。不要太用力，輕輕滑動。

2 按摩至耳朵下方

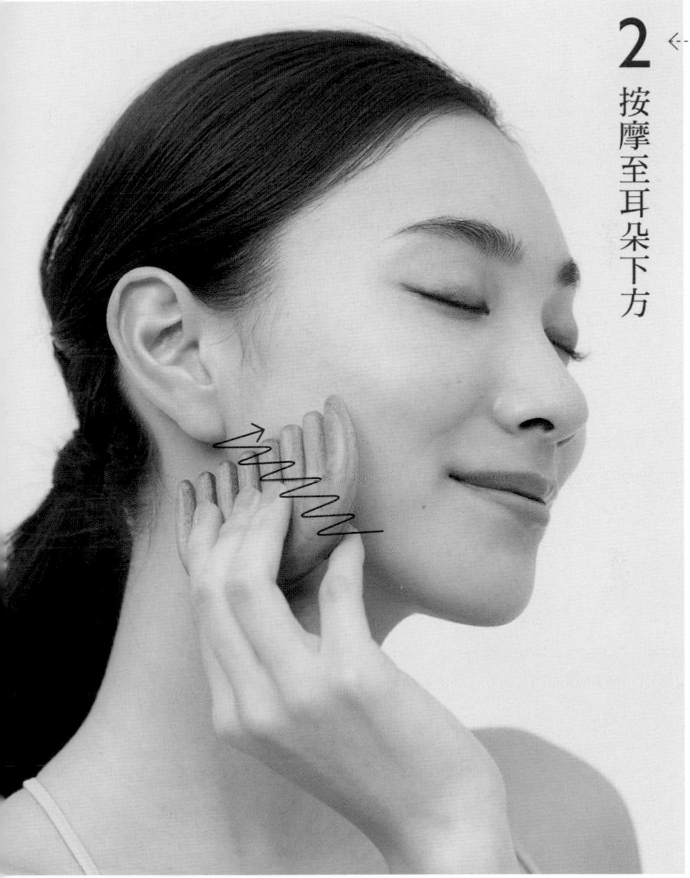

像是把臉部輪廓往上拉提似的，由下往上按摩。用手施行按摩時，用指腹輕柔向上輕撫。

臉頰的按摩

拉提鬆弛的臉頰肌肉。
因為會刺激到皮膚下的微小血管，
所以肌膚也會變得更加細緻。

1 從下巴開始

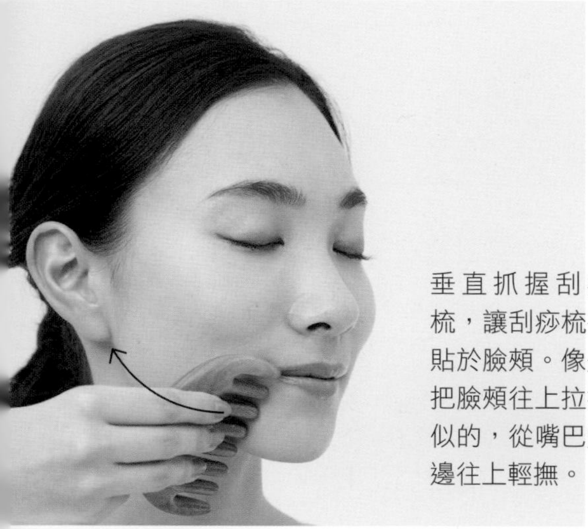

垂直抓握刮痧梳，讓刮痧梳平貼於臉頰。像是把臉頰往上拉提似的，從嘴巴旁邊往上輕撫。

2 從鼻翼開始

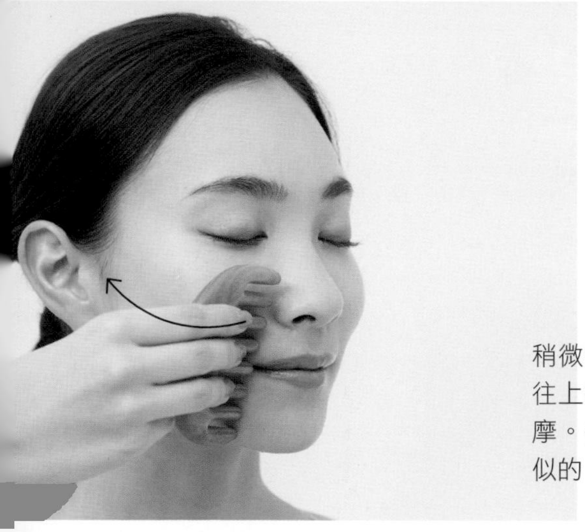

稍微把刮痧梳的平貼位置往上挪移，從鼻翼開始按摩。像是把臉頰往上拉提似的，輕撫至耳朵旁邊。

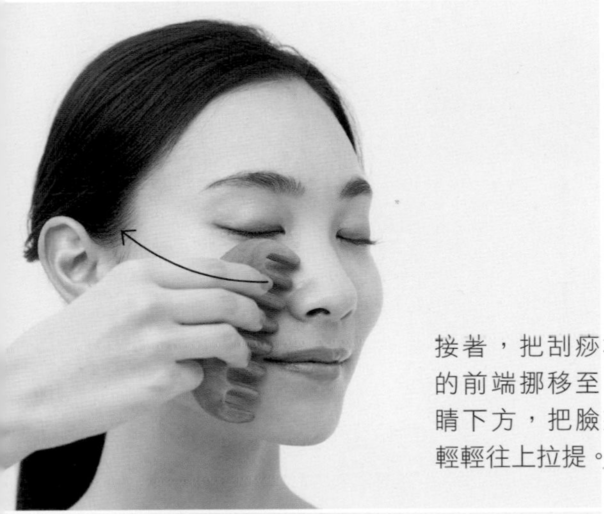

3 從眼睛下方開始

接著，把刮痧梳的前端挪移至眼睛下方，把臉頰輕輕往上拉提。

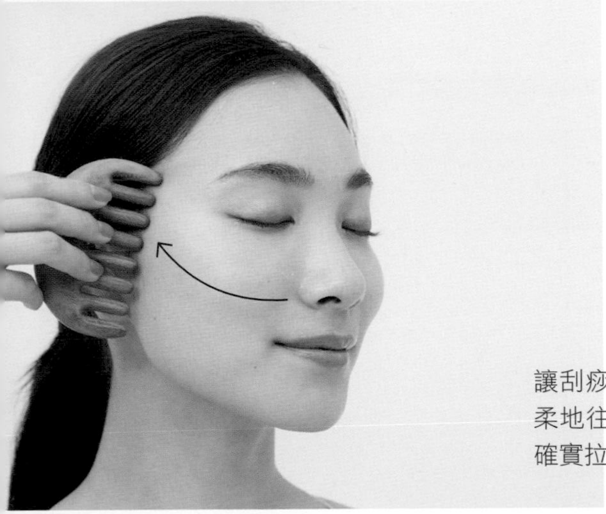

4 輕撫至耳朵前方

讓刮痧梳輕靠著臉頰，輕柔地往上輕撫。訣竅就是確實拉提至耳朵前方。

額頭的按摩

額頭容易產生抬頭紋的時候，
可以垂直抓握刮痧梳，
從中央往外輕柔按摩，藉此撫平皺紋。

1 從額頭中央開始

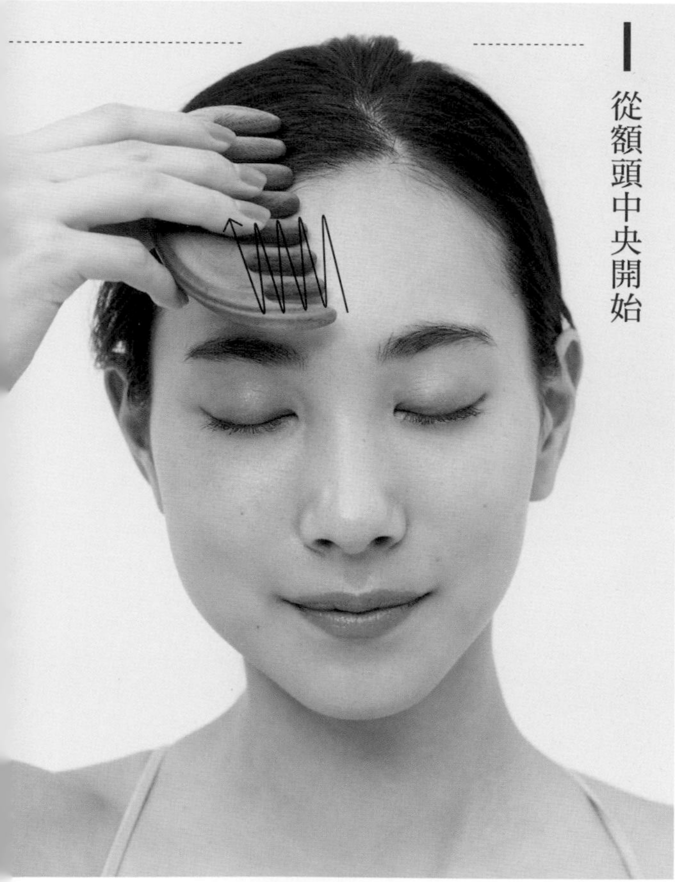

垂直抓握刮痧梳，平貼於額頭中央。以Z字走向一邊輕柔地朝水平方向輕撫。

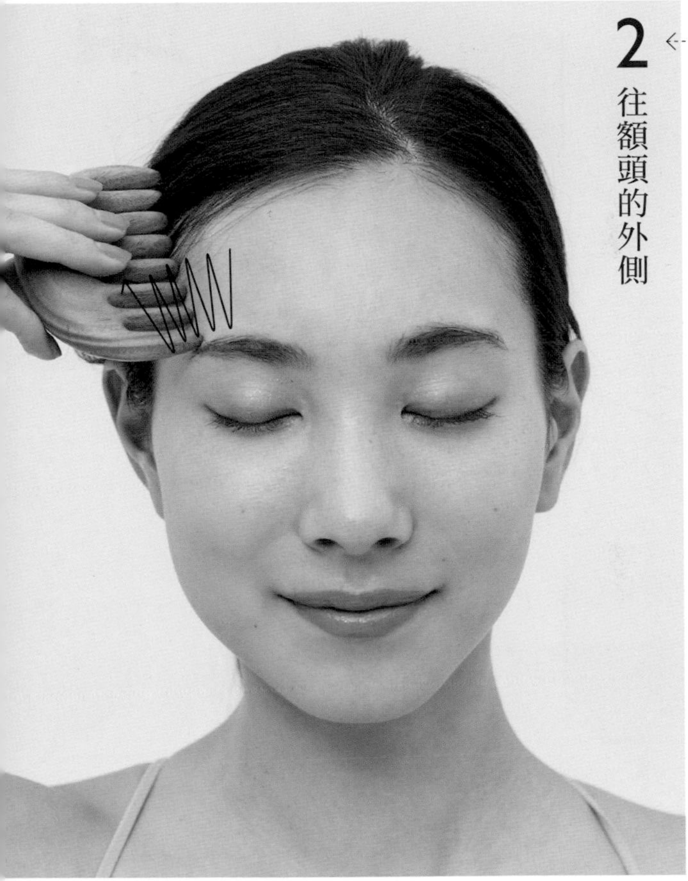

2 往額頭的外側

以Z字走向滑動，一邊朝外按摩。輕撫至太陽穴的附近。

眉頭的按摩

眼睛周圍有許多穴位，
眉頭處則有改善眼睛疲勞的
有效穴位。

1

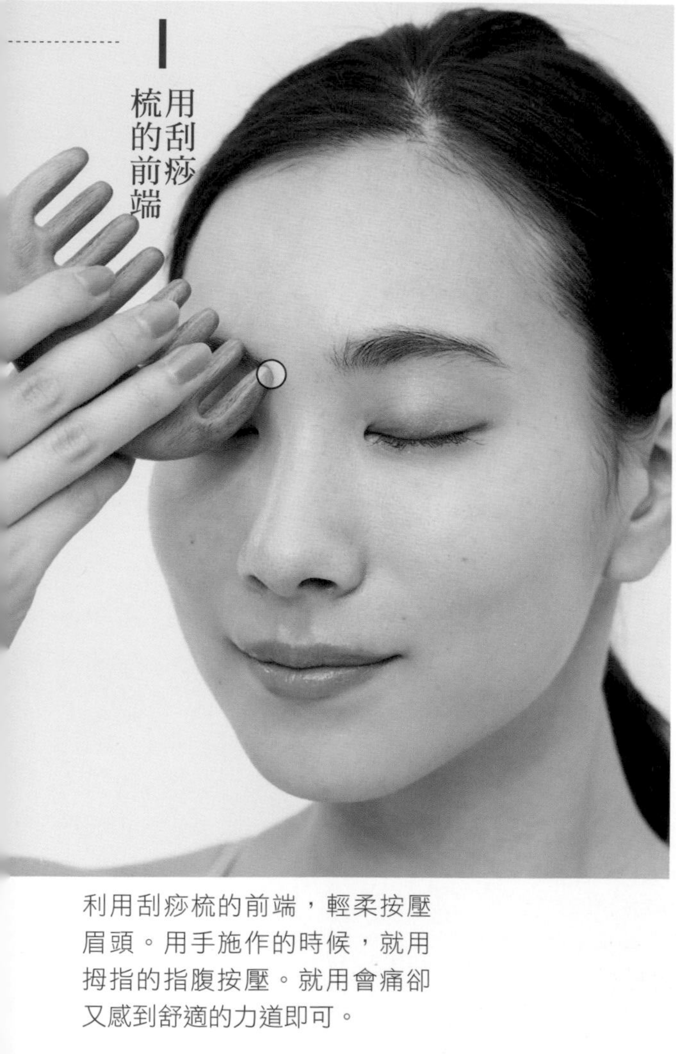

利用刮痧梳的前端，輕柔按壓眉頭。用手施作的時候，就用拇指的指腹按壓。就用會痛卻又感到舒適的力道即可。

觀看影片

2 用刮痧梳的背面

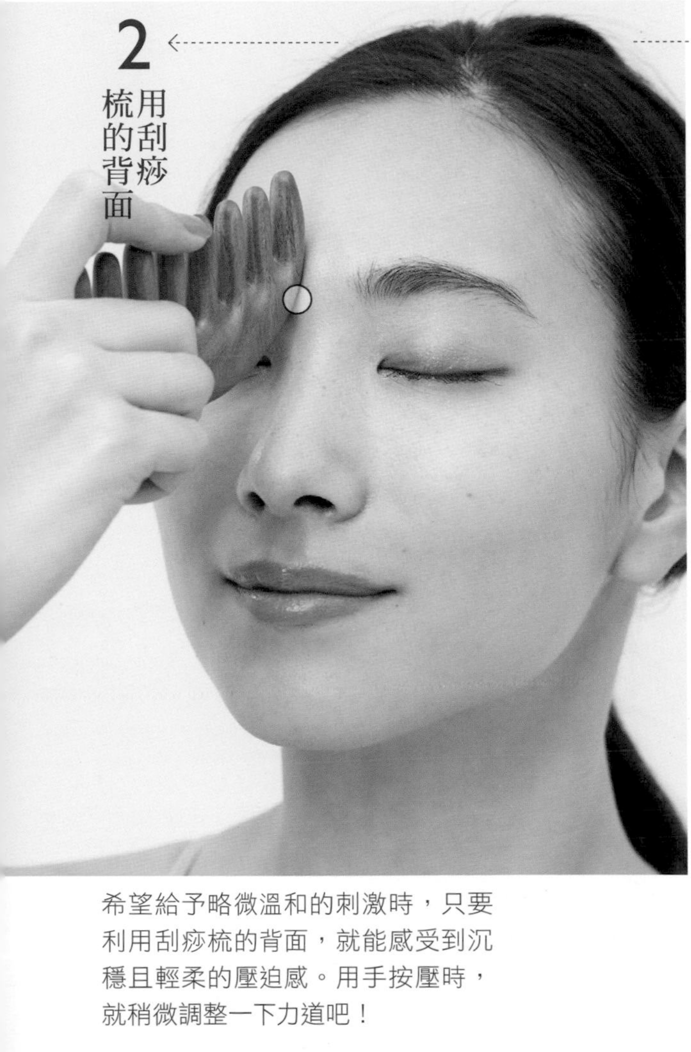

希望給予略微溫和的刺激時，只要利用刮痧梳的背面，就能感受到沉穩且輕柔的壓迫感。用手按壓時，就稍微調整一下力道吧！

眉毛的按摩

推薦給用眼過度的人。
除恢復眼睛疲勞之外，
還能讓眼睛變得明亮，視野更遼闊。

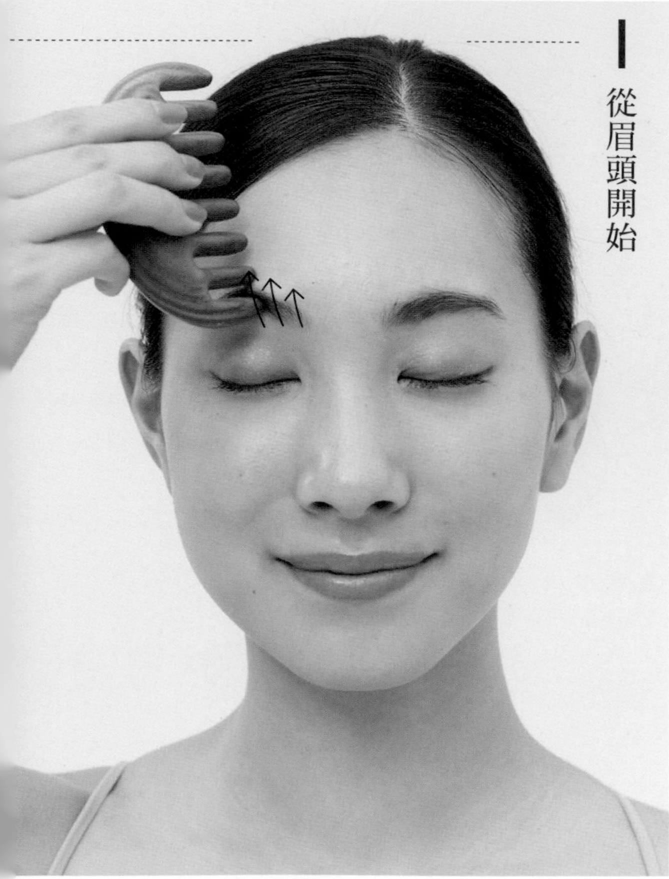

1 從眉頭開始

垂直抓握刮痧梳，平貼於眉頭。沿著眉毛的流向，節奏感地從下往上輕撫。

2 輕撫至眉尾

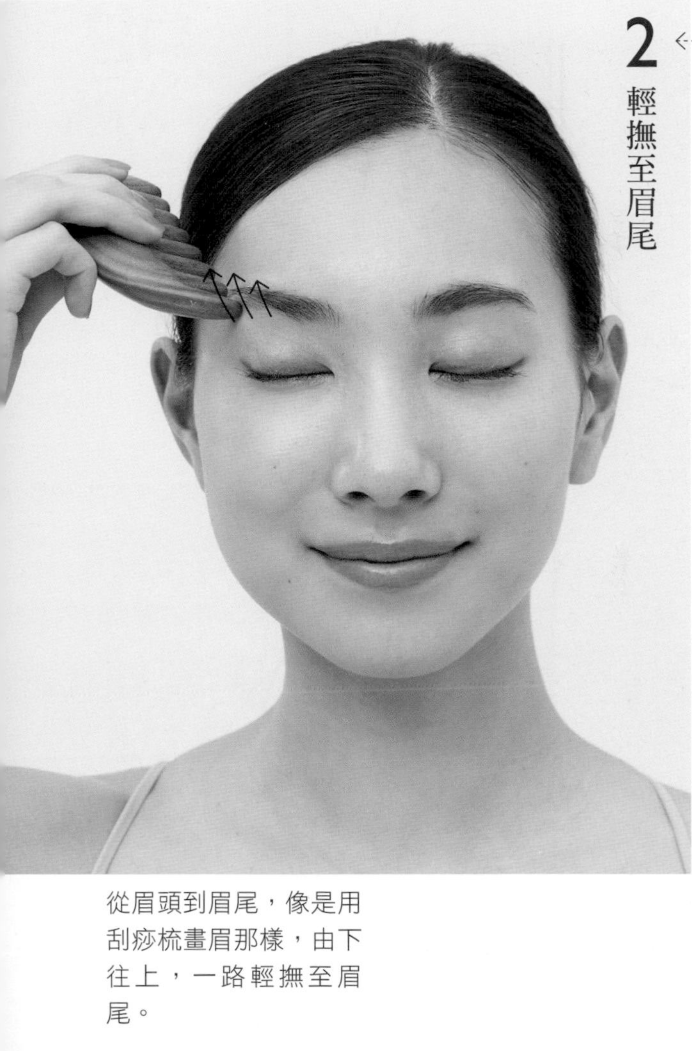

從眉頭到眉尾，像是用刮痧梳畫眉那樣，由下往上，一路輕撫至眉尾。

頸部的按摩

**希望舒緩頸部僵硬的問題時。
促進淋巴的循環，
臉部周邊也會變得舒爽。**

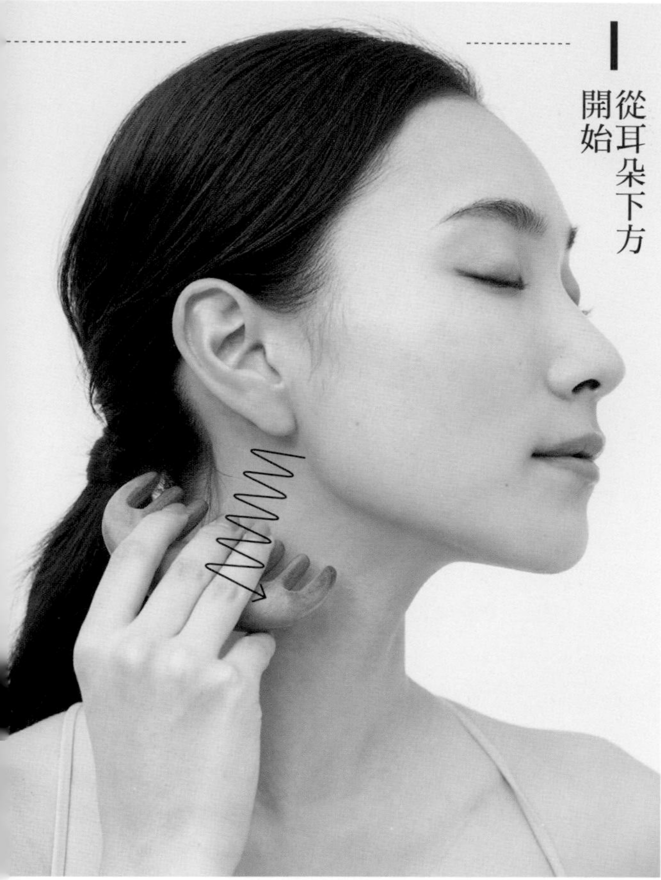

從耳朵下方開始

像是輕柔伸展頸部肌肉那樣，下巴稍微往上抬起。把刮痧梳平貼於耳朵下方，以Z字走向往下滑動。

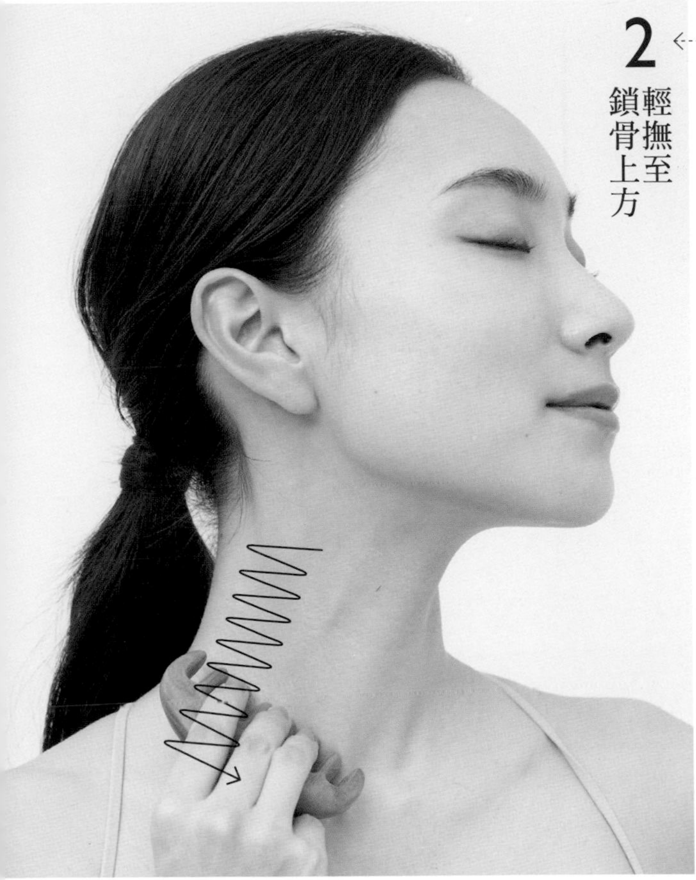

2 輕撫至鎖骨上方

讓刮痧梳以Z字走向滑動，像是推動淋巴那樣的感覺，輕撫至鎖骨上方。用手進行按摩時，使用指腹進行相同動作。

鎖骨的按摩

鎖骨周邊是容易囤積老廢物質，
同時也是淋巴容易滯留的場所。
覺得有點僵硬時，就以這個部位為重點吧！

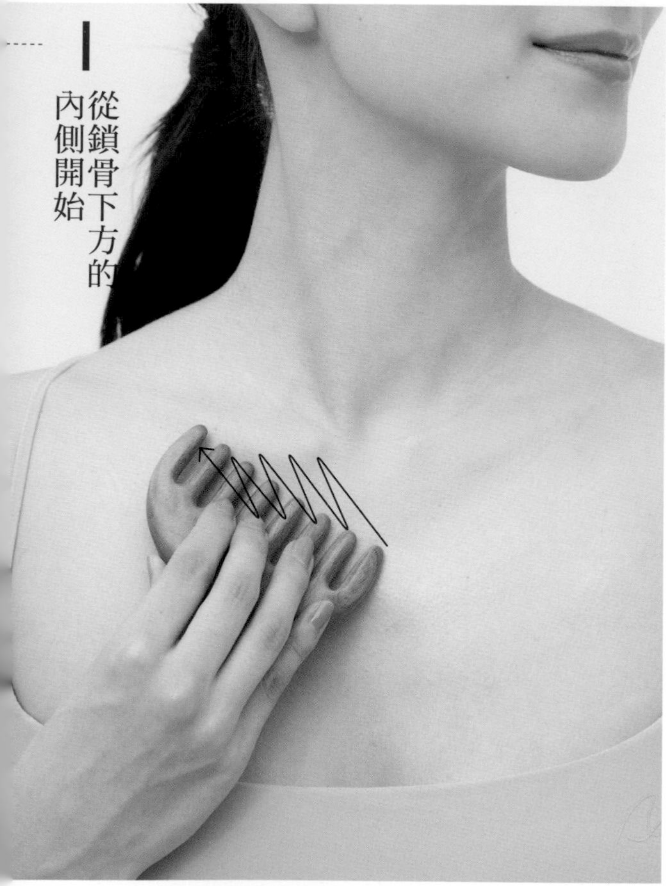

1

從鎖骨下方的內側開始

讓刮痧梳輕靠著鎖骨下方的內側，以Z字走向朝外側輕撫。不要太用力，輕柔地按摩。

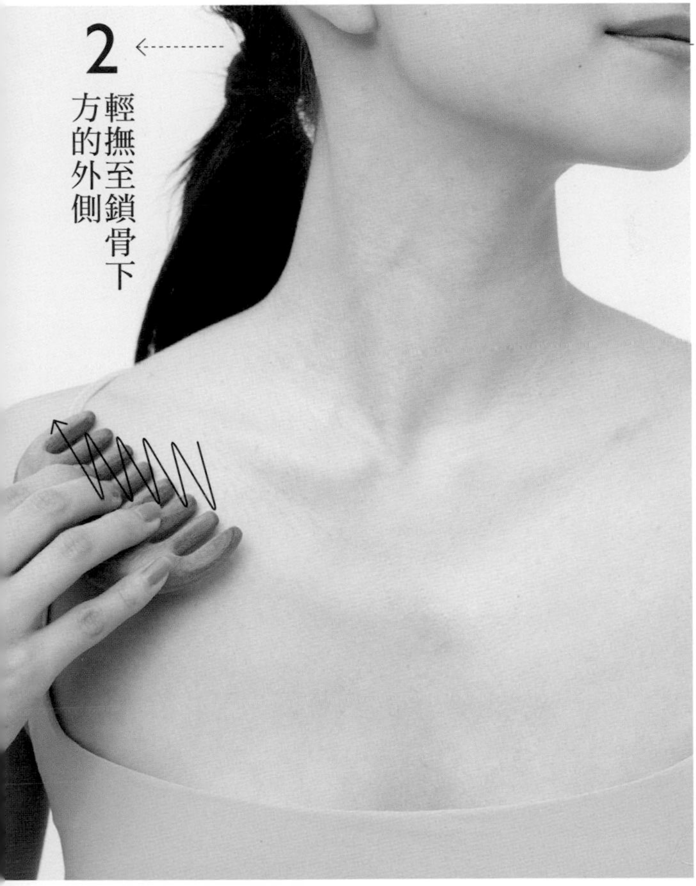

2 輕撫至鎖骨下方的外側

像是推擠出老廢物質那樣，以Z字走向，讓刮痧梳從內側滑動輕撫至外側。

Chapter 5

五臟養護呼吸法

吸氣、吐氣。
雖然只是非常單純的動作，
但是，呼吸卻是非常重要的。
呼吸不僅僅只是
替換體內的空氣而已，
同時也具有
促進氣、血、水（津液）的
重要意義。
本章介紹的是，
活化五臟的呼吸法。
光是正確的呼吸，
就能夠達到非常有效的
五臟養護訓練。

五臟養護訓練⑥

運用呼吸調整身體

呼吸只要掌握一些訣竅，就能夠達到活化五臟的訓練效果。

本章介紹坐姿和站姿時的推薦呼吸法。關鍵就在於呼吸時應該注意的位置「丹田（肚臍往下間隔3～4根手指頭的穴位）」。

吸氣的時候，將大量的空氣吸入肋骨之間，使胸腔起伏擴張。吐氣的時候，則是把身體裡面的濁氣（混濁、老廢的氣）徹底排出體外。這個時候把注意力放在丹田。就能在排出囤積在體內的濁氣的同時，吸入大量的清氣（新鮮的氣）。不管怎麼說，舒適地吸、吐，就是呼吸的基本。

The Point is...

吐氣的時候多多注意丹田。

壓力太多的時候、疲勞囤積的時候、身體狀態不佳的時候，呼吸往往都會變淺。呼吸一旦變淺，氣循環就會變差，血、水（津液）就無法深入身體的各個角度。

利用工作或學習的空檔、散步或伸展等休閒時間，在日常生活中稍微留意一下自己的呼吸狀態，試著實踐看看吧！在反覆實施的過程當中，身體就能逐漸學會呼吸的節律，就能夠在下意識之間更自然地呼吸。

坐著深呼吸

因為坐著就能做，
所以可以利用工作空檔等心情平穩的時候施作。
使身體的動作保持平靜，然後慢慢呼吸吧！

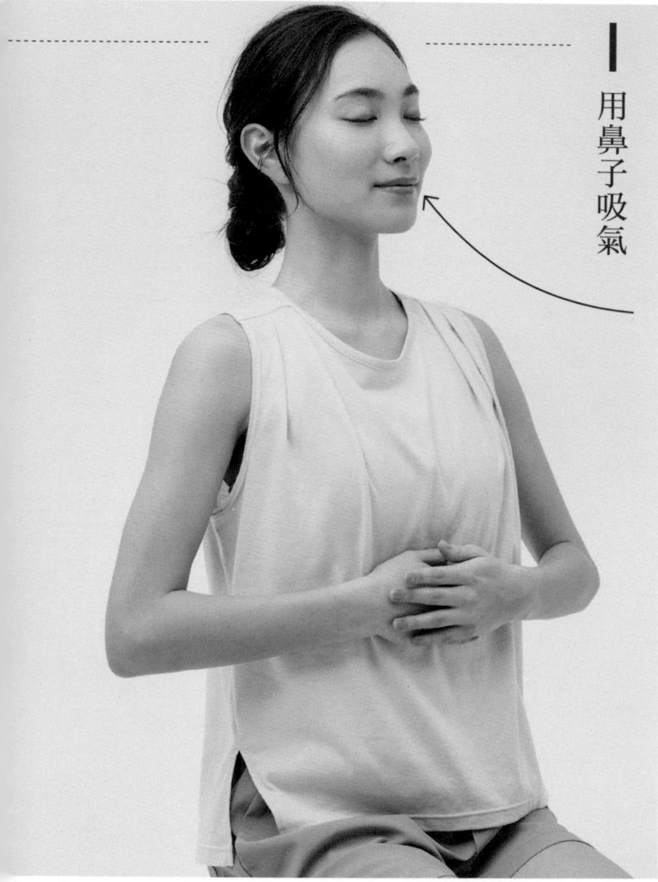

宛如把頭頂往上拉那樣，盡量伸長背脊，緩慢地吸氣。

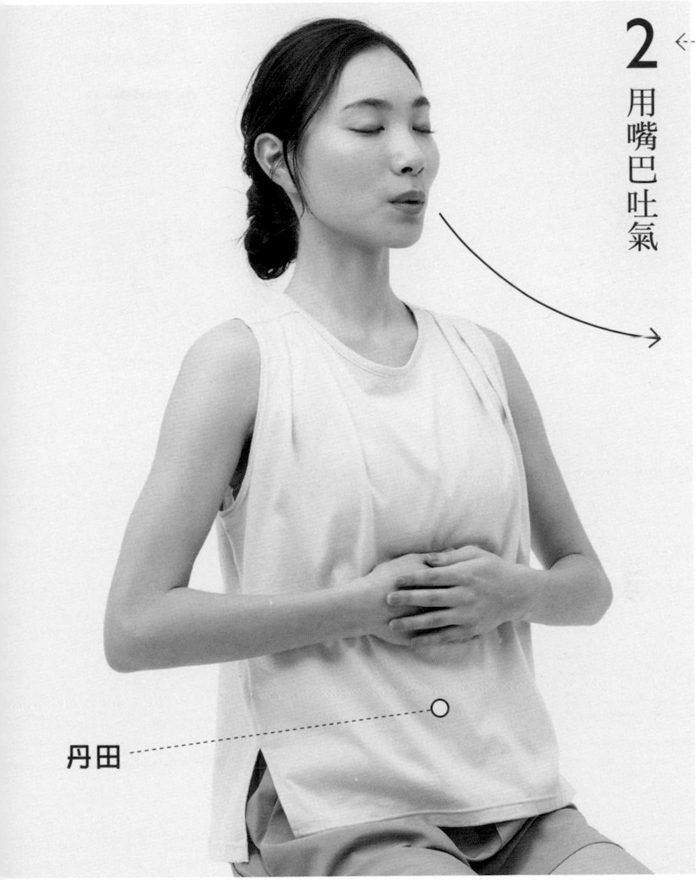

注意丹田，用吸氣時的3倍時間，從嘴巴緩慢吐氣。就像是把體內的毒素全部吐出那樣。

邊走邊深呼吸

從鼻子吸氣，再從鼻子和嘴巴吐氣。
配合走路的步調，調整呼吸，
五臟就能受到刺激，就能調整身體。

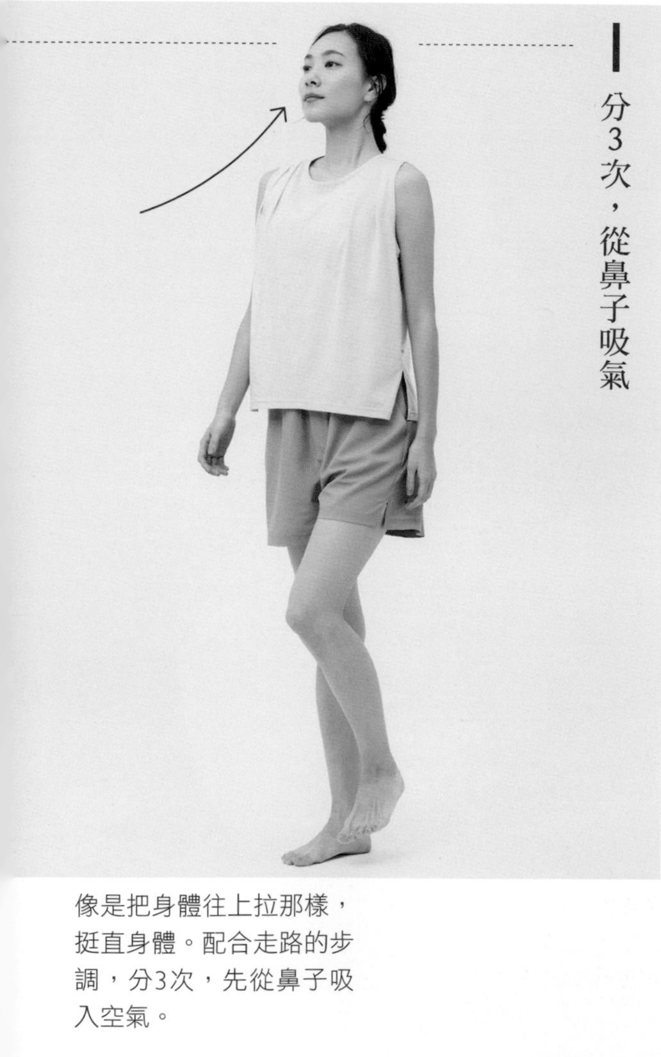

1 分3次，從鼻子吸氣

像是把身體往上拉那樣，挺直身體。配合走路的步調，分3次，先從鼻子吸入空氣。

2 分6次，從鼻子和嘴巴吐氣

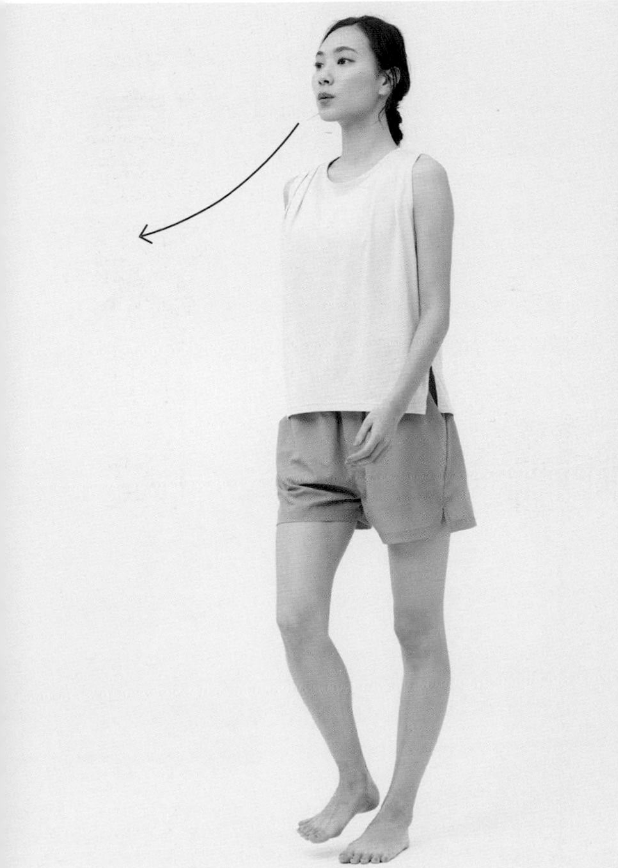

吸入大量的空氣後，維持走路的步調，分6次，從鼻子和嘴巴吐出空氣。

Chapter 6

五臟養護飲食

除了伸展操或按摩之外，
飲食同樣也能達到
五臟養護的效果。
分別針對五臟各自的作用，
挑選相對應的食材吧！
本章也會介紹
添加對應五臟的建議食材，
適合作為五臟養護
訓練的簡單食譜。

五臟養護訓練⑦

五臟養護的飲食訣竅

飲食是五臟養護訓練當中，每天都能夠簡單達成的方法之一。飲食是打造身體的基礎，同時，對於維持五臟功能來說也具有極大的意義。不論我們再怎麼努力保養，如果沒有正常飲食，就無法得到充分的效果。

基本上，五臟各自有相對應的食材。屬性與五臟相對應的食材，更容易把有效成分送達至五臟相關的經絡，同時也能夠促進五臟的作用。雖然當季食材和五味（酸味、苦味、甜味、辣味、鹹味／醬油鹹）等要素也是重點之一，不過，這次則是以比較容易採用的「五色」作為主題。

所謂的五色是指，綠、紅、黃、白、黑。例如，綠色的食材是指高麗菜、韮菜和

The Point is…

「五色」飲食更容易將有效成分送至五臟相關的經絡

芫荽等外觀綠色的食材，對應的是肝。其次便是紅養心、黃養脾、白養肺、黑養腎。只要記住各自對應五臟的顏色，就能作為挑選食材的參考。可是，千萬不要過量攝取單一種食材，或老是吃相同的食材。就算該食材對臟腑再好，如果每天持續攝取，有時反而會對臟腑造成負擔。無論如何，均衡攝取才是最重要的。另外，由於五臟是互助合作的關係，所以介紹的食譜也是採用效能互補的食材。

另外，粥是消化能力比較虛弱的時候，不會對脾、胃造成負擔的養生食譜。

最基本的白粥

1人份
131
kcal

粥的食譜有上百種，而白粥則是最簡單且基本的。負責消化吸收的脾胃比較虛弱、沒有任何胃口的時候，白粥可以養胃、補氣，調理身體狀態。沒有食欲或身體狀態不佳的時候、大病初癒的時候，可以喝點白粥，身體狀態就能逐漸獲得改善。

基本的材料只有白米和水而已。因為完全沒有加鹽，所以能夠品嚐到白米本身的溫和甜味。梅干請依個人喜好添加。

順道一提，煮粥的時候，鍋內的粥液正是最營養的部分，所以絕對不要丟棄，直接品嚐吧！

材料（2人份）

白米 … 1/2杯

水 … 600ml

梅干 … 2個

製作方法

1

白米清洗至水不再混濁的程度，放進濾網瀝乾。梅干去除種籽，用菜刀切碎。

2

把米和水放進鍋裡，開中火加熱。煮沸後，用木鏟刮攪鍋底，鍋蓋稍微錯位蓋上，用小火熬煮30分鐘。

3

裝進碗裡，放上梅肉。

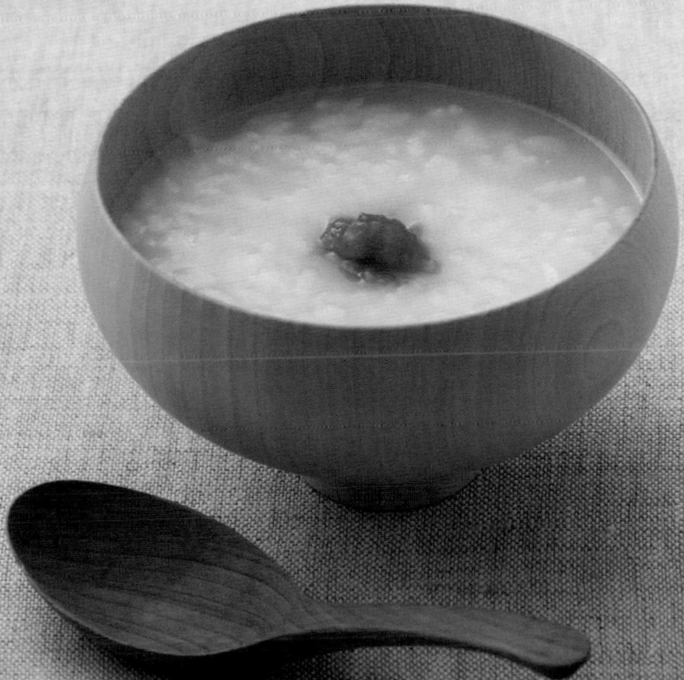

早餐推薦的雞蛋粥

1人份
178
kcal

雞蛋粥推薦給早上食欲不振、消化不良的人。

雖然白粥也是很不錯，不過，早上還是希望盡可能攝取一些蛋白質，所以如果還有某程度的消化力，還是建議添加雞蛋這樣的優質蛋白質。

雞蛋粥使用的不是水，而是柴魚高湯。以鰹魚片作為原料的柴魚片屬於平性（食材有五性，分別是熱性、溫性、平性、涼性、寒性），對身體具有較平穩的作用。

讓粥液呈現濃稠的訣竅是，倒入蛋液後，一邊確實加熱雞蛋，一邊用木鏟仔細攪拌。這樣的一個小動作就能改變最終口感。

材料（2人份）

白米 … 1/2杯
柴魚高湯 … 600ml
鹽巴 … 1/4小匙
雞蛋 … 1顆
珠蔥 … 1支
鹽昆布 … 2撮

製作方法

1
白米清洗至水不再混濁的程度，放進濾網瀝乾。珠蔥切成蔥花。

2
把米和柴魚高湯放進鍋裡，撒入鹽巴，開中火加熱。煮沸後，用木鏟刮攪鍋底。鍋蓋稍微錯位蓋上，用小火熬煮30分鐘。

3
加入蛋液，用木鏟充分攪拌，讓雞蛋熟透。裝進碗裡，放上蔥花和鹽昆布。

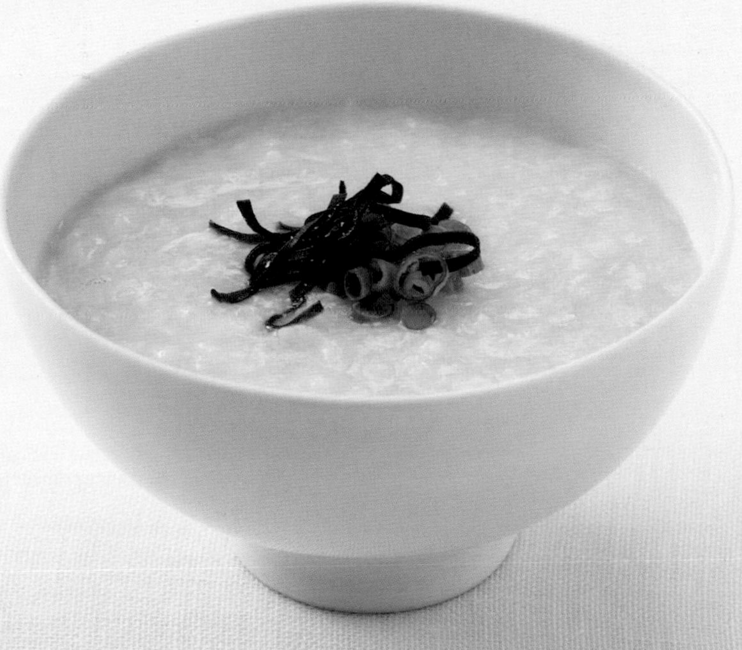

肝的養護食材

〈主要食材〉
韭菜／檸檬／芫荽／西洋芹／高麗菜／茼蒿／油菜花

若要提高肝臟功能，使氣的循環更加良好，建議多多攝取具有養肝效果的「綠色食材」。其中尤以茼蒿、油菜花、高麗菜等，春季盛產的綠色蔬菜，能夠讓瘀積的氣、血循環變得更加順暢，就能幫助氣、血順利抵達身體的各個角落。

另外，檸檬、柑橘、梅干、調味料的醋等，帶有「酸味」的食材也具有輔助肝的作用。對於肝功能虛弱所引起的腳抽筋、易怒、焦慮等症狀也十分有效。

可是，攝取過多反而會造成脾的負擔，因此要注意均衡攝取。

〈其他食材〉

- 菜椒
- 青花菜
- 菠菜
- 日本油菜
- 青江菜
- 柑橘
- 梅干
- 金槍魚
- 花蜆
- 鮑魚
- 蝦
- 枸杞

除了菜椒、青花菜、菠菜、日本油菜、青江菜等「綠色食材」之外，柑橘或梅干等帶有「酸味」的食材也能有效養肝。金槍魚、花蜆、鮑魚、蝦等動物性食材，則具有輔助肝臟的造血作用，同時也具有改善血液循環、預防貧血的作用。藥膳食材當中的枸杞具有補肝的效果。對於眼睛疲勞等與肝臟相關的眼睛不適也十分有效。

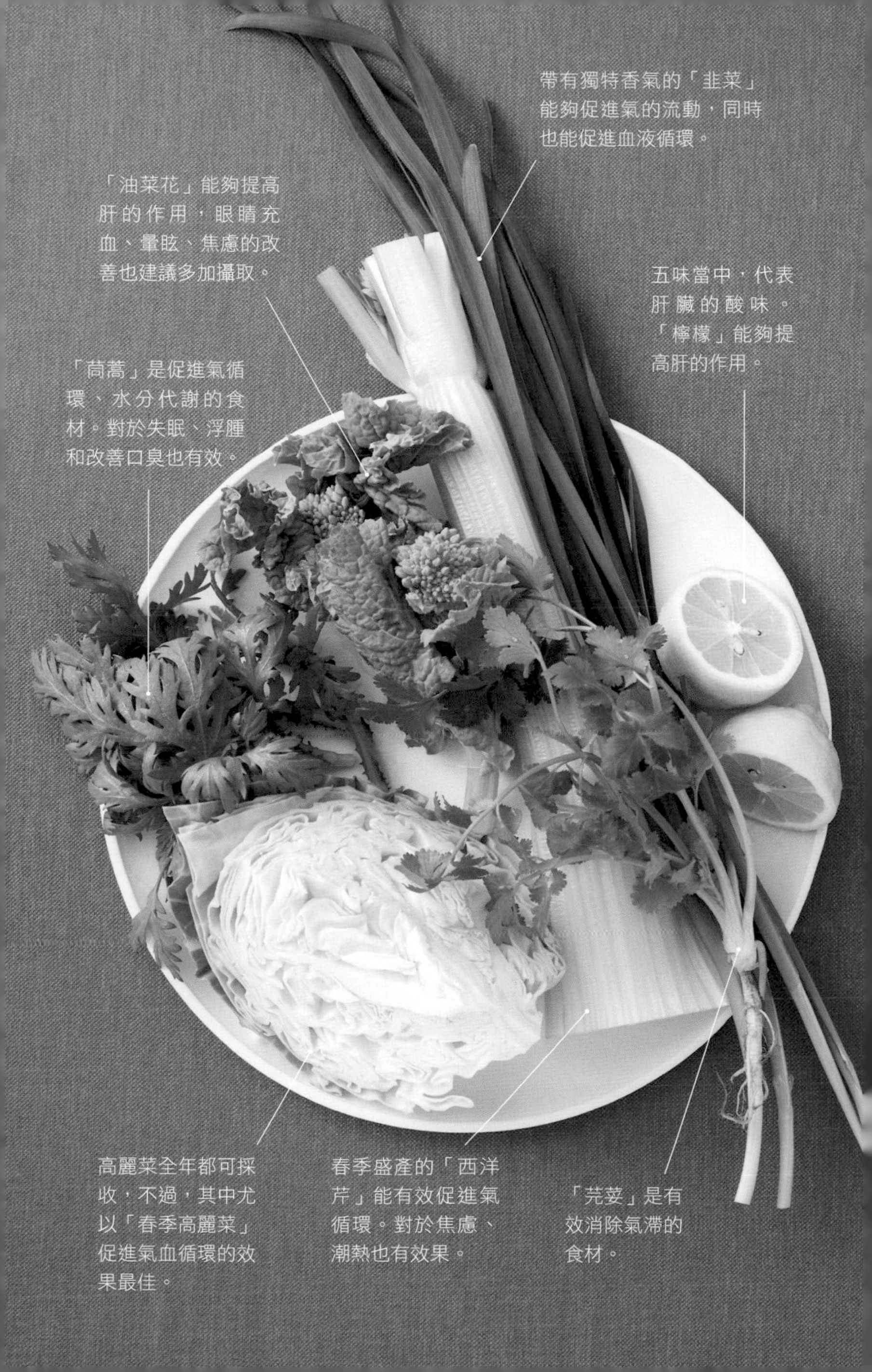
帶有獨特香氣的「韭菜」能夠促進氣的流動，同時也能促進血液循環。
「油菜花」能夠提高肝的作用，眼睛充血、暈眩、焦慮的改善也建議多加攝取。
五味當中，代表肝臟的酸味。「檸檬」能夠提高肝的作用。
「茼蒿」是促進氣循環、水分代謝的食材。對於失眠、浮腫和改善口臭也有效。
高麗菜全年都可採收，不過，其中尤以「春季高麗菜」促進氣血循環的效果最佳。
春季盛產的「西洋芹」能有效促進氣循環。對於焦慮、潮熱也有效果。
「芫荽」是有效消除氣滯的食材。

肝的養護食譜

選擇「綠色食材」時，最重要的關鍵是新鮮度。食材越是新鮮，營養價值和生命力就越高。另外，避免攝取過多加熱的油，也是養肝的重要關鍵。

檸檬蒸牛肉、高麗菜和西洋芹

使用促進肝臟作用的食材。用平底鍋燜煎就能完成的簡單食譜。

1人份 153 kcal

材料（2人份）

牛腿肉（涮涮鍋用）… 100g
高麗菜 … 1/8顆（150g）
西洋芹 … 1/2根（75g）
檸檬 … 1/4顆（25g）
芫荽 … 1株（20g）
A 蒜頭（磨成泥）… 1/2瓣
薑（磨成泥）… 1/2片
魚露 … 1小匙
砂糖 … 1/2小匙

製作方法

1

高麗菜切成一口大小。西洋芹去除老筋，斜切成薄片。檸檬切成薄片。芫荽切成2公分寬。

2

把2大匙的水（份量外）倒進平底鍋，依序把高麗菜、西洋芹、牛肉鋪平放入鍋內。放上檸檬，淋上混合備用的A材料，蓋上鍋蓋，開火加熱。冒出蒸氣後，改用小火，再燜煎5分鐘左右。裝盤，放上芫荽。

＊因為檸檬是帶皮使用，所以建議使用日本無噴灑農藥的檸檬。如果買不到的話，就用適量的鹽巴搓洗外皮，沖洗乾淨後再使用。

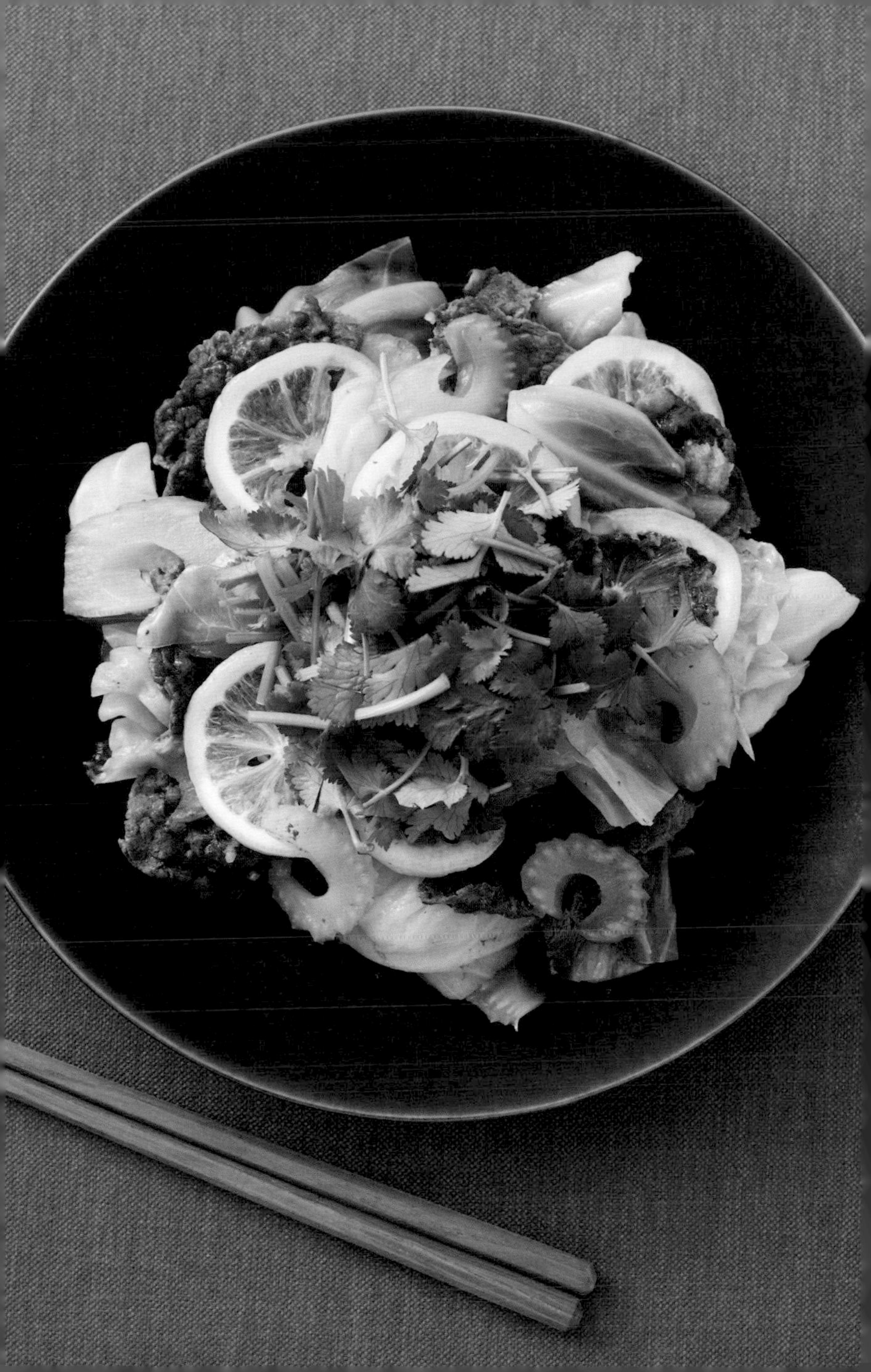

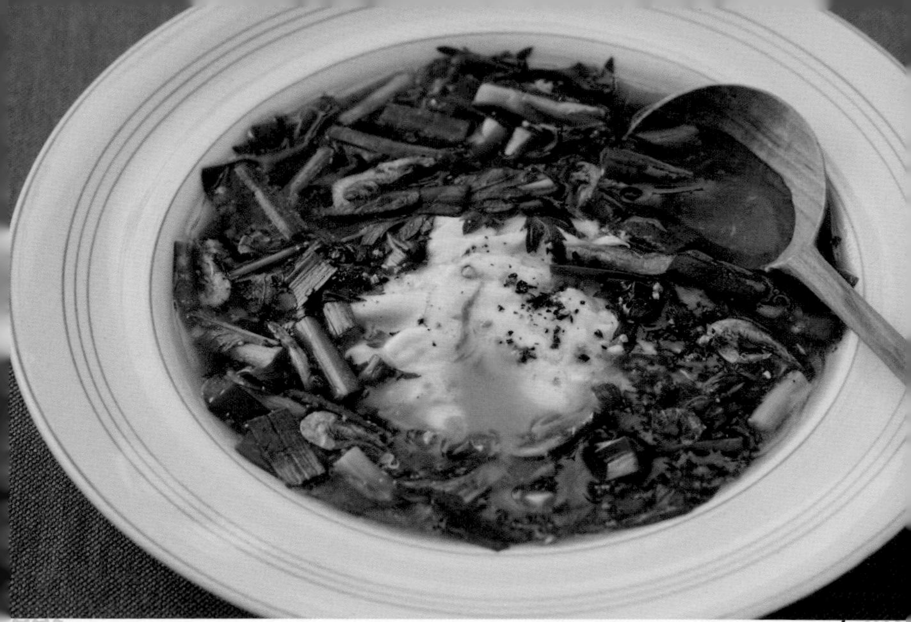

茼蒿韭菜雞蛋湯

把冬季囤積在體內的壞物質排出體外的『排毒湯』。也具有促進氣循環的效果。

材料（2人份）

茼蒿 … 1/4把（50g）
韭菜 … 1/2把（50g）
太白粉 … 2小匙
雞蛋 … 2顆
粗粒黑胡椒 … 適量
A 柴魚高湯 … 600ml
　乾燥櫻花蝦 … 2大匙
　酒 … 1大匙
　醬油 … 1小匙
　鹽巴 … 1/5小匙

製作方法

1 茼蒿和韭菜切成2公分寬。太白粉用相同分量的水溶解。

2 把A材料放進鍋裡加熱，煮沸後，倒入用水溶解的太白粉。一邊攪拌，煮沸1～2分鐘，產生稠度後，改用小火。把雞蛋逐顆打破，輕輕放入鍋裡。烹煮3分鐘，把呈現半熟狀態的雞蛋撈出。

3 把茼蒿和韭菜放進**2**的鍋裡，煮2～3分鐘。然後倒進裝有半熟蛋的容器裡，撒上黑胡椒。

1人份 122 kcal

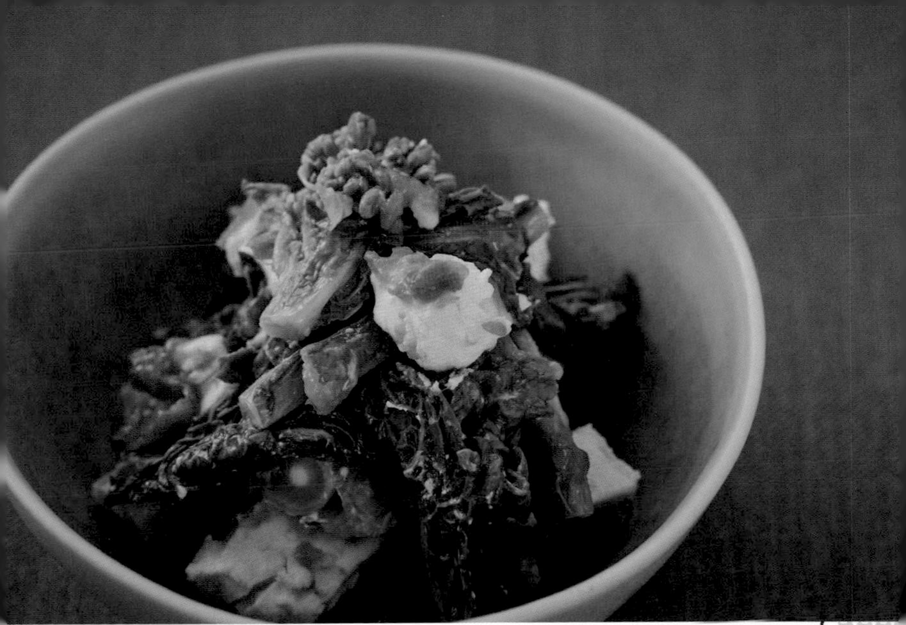

梅干拌油菜花和奶油起司

唯有春天才有，有益肝臟，微苦與酸味絕妙搭配的一道。

材料（2人份）

油菜花 … 1/2把（100g）
奶油起司 … 40g
梅干 … 1大個（20g）
味醂 … 1大匙
醬油 … 1/2小匙

製作方法

1
油菜花切掉1公分左右的切口後泡水，撥開菜葉，充分清洗乾淨。

2
用鍋子把水煮沸，放入1撮鹽巴（份量外），放入油菜花。用菜筷把油菜花往下壓，一邊烹煮，整體呈現鮮豔的綠色後，放進冷水裡浸泡。取出，輕輕擠乾水分，切成4公分寬。

3
梅干去除種籽，用菜刀剁碎。把味醂和醬油放進耐熱容器，用微波爐加熱20～30秒左右（大約10秒就能使酒精揮發）。
＊容器很燙，要多加留意。

4
把**3**的梅干和調味料放進碗裡攪拌，再把**2**的油菜花和撕成小塊的起司奶油放進碗裡一起拌勻。

1人份 91 kcal

心的養護食材

〈主要食材〉

蕃茄／紅豆／紅棗／紅椒／胡蘿蔔／綠豆芽／辣椒

疲勞或是忙著交際應酬的時候、感到不安等心靈感到疲弊、虛弱的時候，建議積極攝取蕃茄、胡蘿蔔、紅豆、辣椒、雞心等「紅色食材」。這些食材具有滋養心臟，促進血液循環全身的作用。

另外，心具有容易蓄熱的性質。如果體內有多餘的熱，也可能導致中暑或口內炎等身體不適問題，所以最好善加運用消暑的食材。例如，綠豆芽就是其中一種。另外，夏季盛產的蔬菜或水果也十分推薦。適量攝取，有效控制心熱吧！

〈其他食材〉

- 苦瓜
- 蓮藕
- 蘘荷
- 蕗蕎
- 蘆薈
- 杏仁
- 牛蒡
- 椰子
- 西瓜
- 牡蠣
- 甜瓜
- 動物的心臟
- 小黃瓜
- 冬瓜
- 高麗人參

若要消除心熱，除了苦瓜或蘘荷等帶有「苦味」的食材之外，蘆薈、牛蒡、夏季盛產的西瓜、甜瓜、小黃瓜、冬瓜等也十分推薦。另外，蓮藕、蕗蕎能夠改善心熱所引起的潮熱。杏仁、椰子與心臟的調性十分契合，牡蠣則有鎮靜精神的作用。動物的心臟也能有效滋養心臟。另外，高麗人參則有補心的作用。

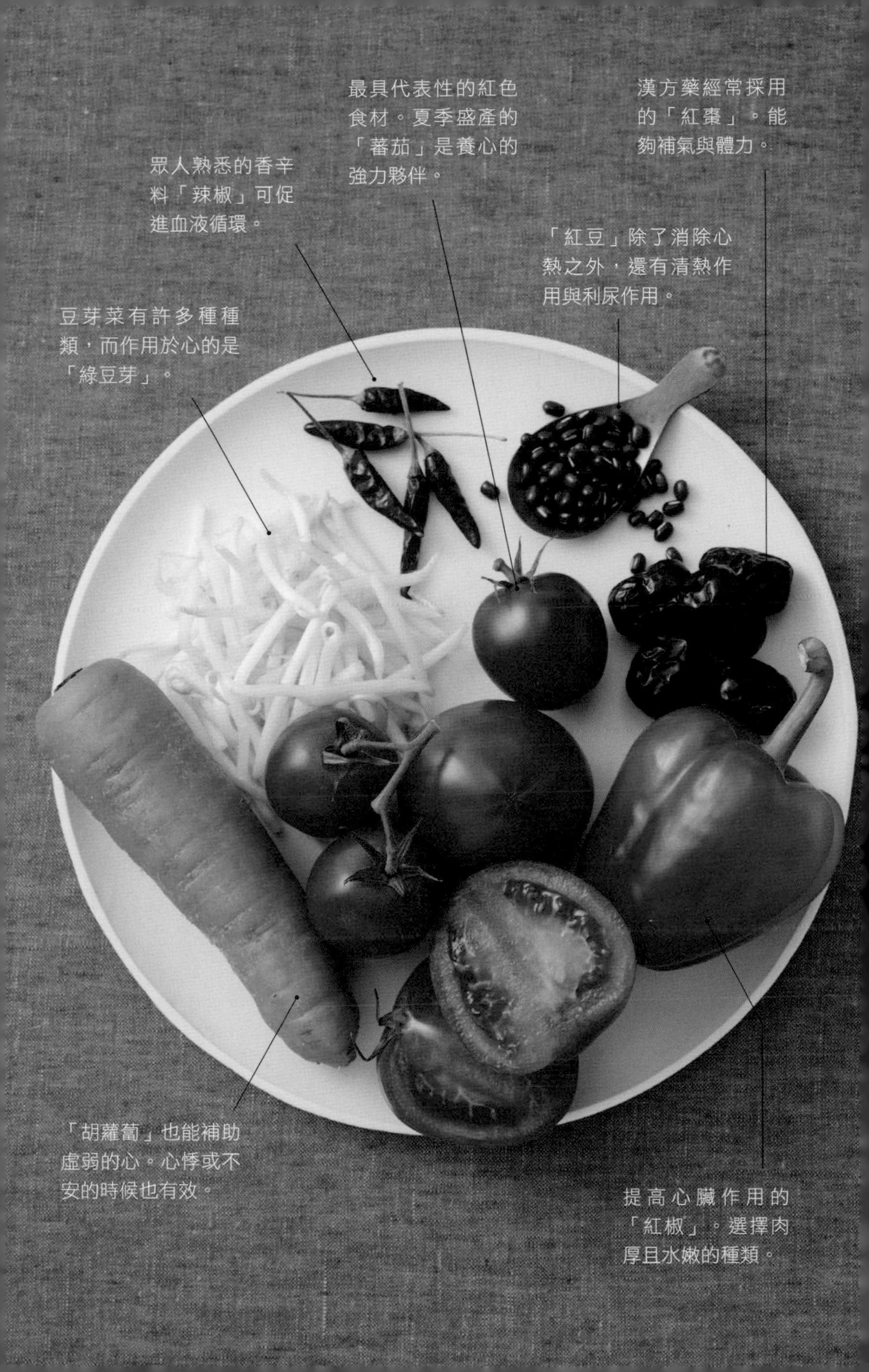
最具代表性的紅色食材。夏季盛產的「蕃茄」是養心的強力夥伴。
漢方藥經常採用的「紅棗」。能夠補氣與體力。
眾人熟悉的香辛料「辣椒」可促進血液循環。
「紅豆」除了消除心熱之外，還有清熱作用與利尿作用。
豆芽菜有許多種種類，而作用於心的是「綠豆芽」。
「胡蘿蔔」也能補助虛弱的心。心悸或不安的時候也有效。
提高心臟作用的「紅椒」。選擇肉厚且水嫩的種類。

心的養護食譜

除了每天精神疲勞而感到心累、疲倦的時候，可以盡量攝取之外，在心臟作用變得活躍的夏季裡，這些食譜同樣也十分推薦。

辣炒苦瓜紅椒和豆芽菜

大量的蔬菜。讓人一吃就上癮的清脆口感！讓囤積在體內的熱氣消散吧！

1人份 161 kcal

材料（2人份）

苦瓜 … 1/2條（75g）
紅椒 … 1/2顆（75g）
綠豆芽 … 1/2包（100g）
培根 … 2片（40g）
A 橄欖油 … 1大匙
辣椒（切片）… 1撮
蒜頭（磨成泥）… 1/2瓣
鹽巴 … 1/5小匙
粗粒黑胡椒 … 少許

製作方法

1 苦瓜縱切成對半，去除種籽和瓜瓤，切成3～4毫米的寬度。分別撒上1撮鹽巴和砂糖（份量外），抹勻整體，靜置5分鐘後，用水清洗，將水分瀝乾。

2 紅椒去除蒂頭和種籽，切成5毫米的寬度。綠豆芽去除根鬚，培根切成2公分寬。

3 把A材料和培根放進平底鍋加熱，產生香氣後，放入苦瓜和紅椒拌炒。

4 苦瓜變軟後，加入綠豆芽，快速拌炒，撒上鹽巴和粗粒黑胡椒調味。

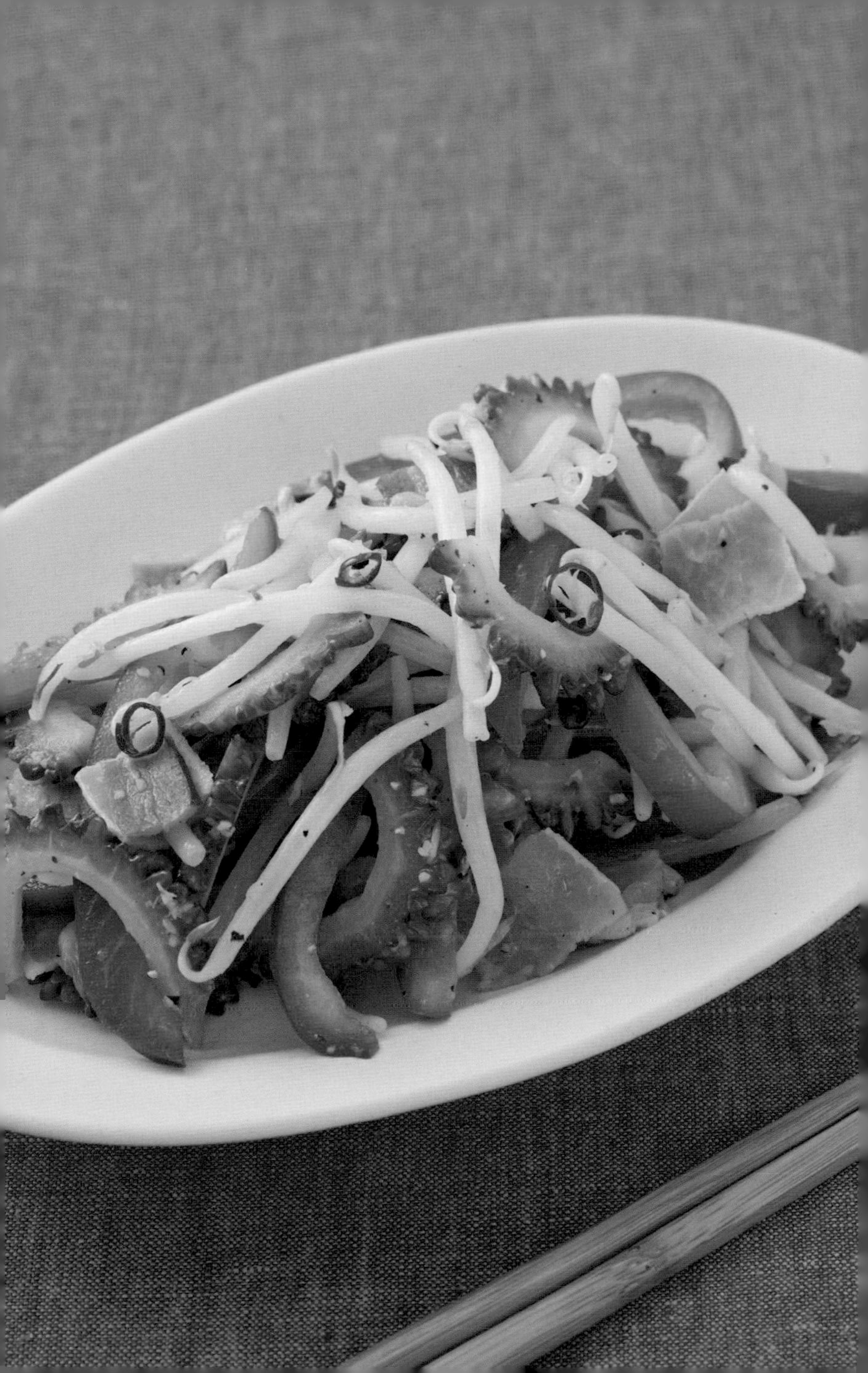

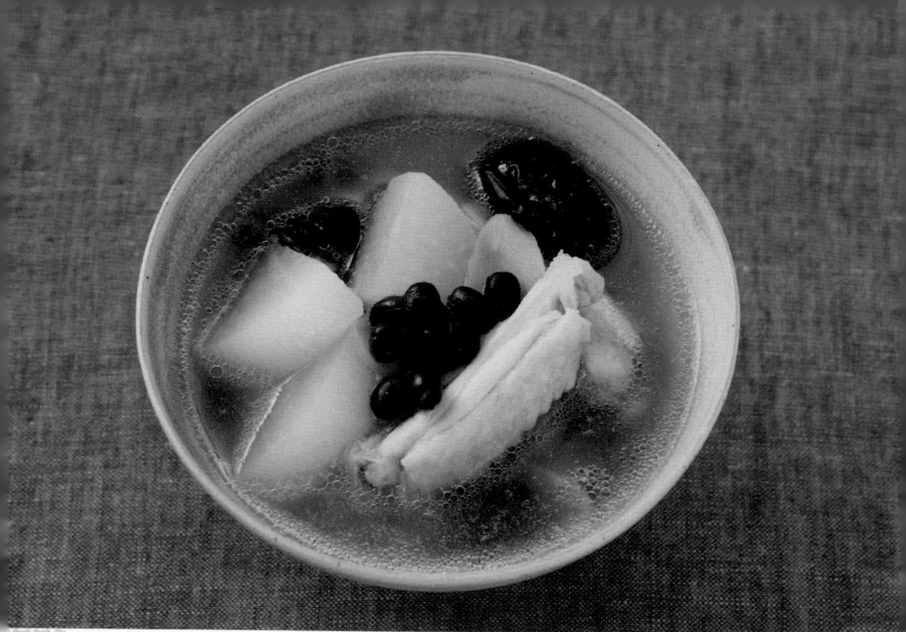

雞翅紅豆湯

可幫助血液循環，減輕心臟負擔的藥膳湯。
沒有血壓問題的人，可依照個人喜好，添加一些鹽巴。

材料（2人份）

雞翅中段 … 8支（160g）
鹽巴 … 少許
蘿蔔 … 5公分（200g）
紅棗 … 2顆
水煮紅豆 … 50g
鹽巴 … 1/4小匙
A 水 … 500ml
高湯昆布 … 5公分左右
薑（切片）… 1片
長蔥的綠色部分 … 1支
酒 … 1大匙

製作方法

1 雞翅中段抹上少許的鹽巴。蘿蔔切成1.5公分寬的銀杏切。

2 把A材料放進鍋裡煮沸，放入雞翅中段。煮沸後，撈除昆布和浮渣，放入蘿蔔和紅棗。再次煮沸後，蓋上鍋蓋，用小火烹煮30分鐘。

3 取出長蔥，加入紅豆和鹽巴，溫熱。

1人份 166 kcal

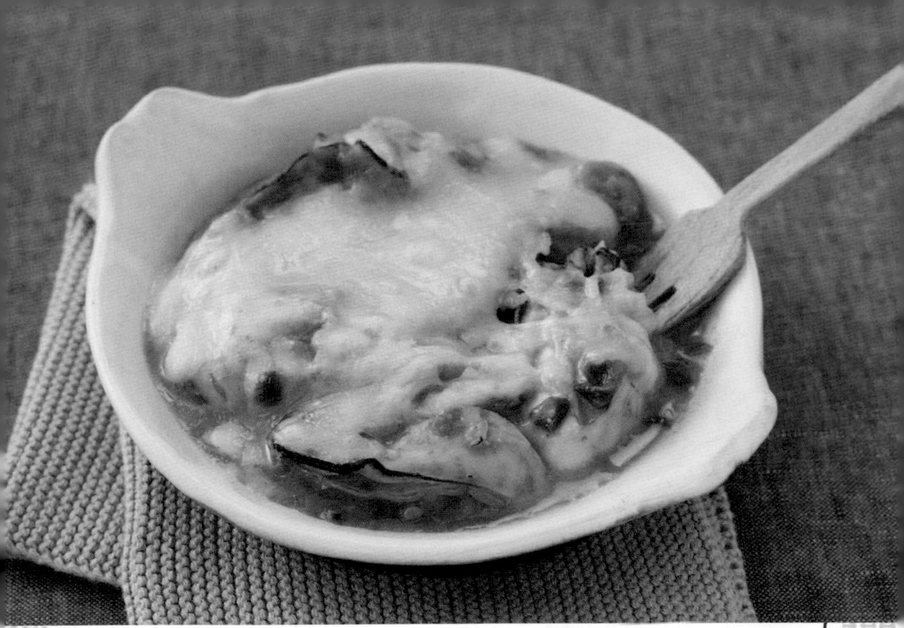

味噌焗烤牡蠣蕃茄

感覺內心疲憊、提不起幹勁的時候，建議來上一碗。讓人恢復滿滿活力的一道。

材料（2人份）

- 牡蠣（肉身）… 6～8顆（180g）
- 蕃茄 … 1/2顆（75g）
- 洋蔥 … 1/6顆（30g）
- 橄欖油 … 1小匙
- 味噌 … 1小匙
- 披薩用起司 … 30g

製作方法

1. 牡蠣放進鹽水裡面搖晃清洗，放進濾網瀝乾水分。蕃茄切成5毫米的丁塊狀。洋蔥切成碎末。
2. 用平底鍋加熱橄欖油，把1放進鍋裡翻炒。
3. 炒5分鐘，使水分徹底揮發，加入味噌混拌後，倒進耐熱盤。
4. 撒上披薩用起司，用烤箱（或烤爐）烤至起司融化為止。

1人份 136 kcal

脾的養護食材

〈主要食材〉

玉米／生薑／黃椒／小米／大豆／番薯／南瓜

能夠滋養脾（胃），提高其功能的是「黃色食材」。尤其是季節替換的日子或梅雨時期，胃比較容易受損，引起消化不良，同時也比較容易讓人變得懶散。另外，肌膚容易出現青春痘或鬆弛等問題，因此，多多攝取玉米、南瓜、番薯等黃色食材吧！

脾、胃虛弱的時候、營養吸收不佳的時候，也建議攝取一些帶有「甜味」的食材。可是，砂糖或人工甜味劑則會導致症狀惡化，所以不建議攝取。前面列舉的黃色食材、大豆或蠶豆等豆類食材本身的自然甜味才是最棒的。

〈其他食材〉

- 芝麻
- 高麗菜（加熱）
- 菜豆
- 蘿蔔
- 甜豆
- 薏苡
- 蠶豆
- 昆布
- 花生
- 鰹魚
- 白菜
- 真馬口魚

芝麻和大多數的豆類都屬於強健脾、胃的「甜味」。提高脾功能的白菜、促進胃作用的高麗菜、促進消化的蘿蔔，也都是十分有效的食材。脾懼怕濕氣，因此，如果希望促進水分代謝，避免多餘的水分囤積在體內，就積極攝取薏苡和昆布等食材吧！另外，補氣、血，幫助消化吸收的鰹魚、彌補消化器官虛弱的真馬口魚也十分推薦。

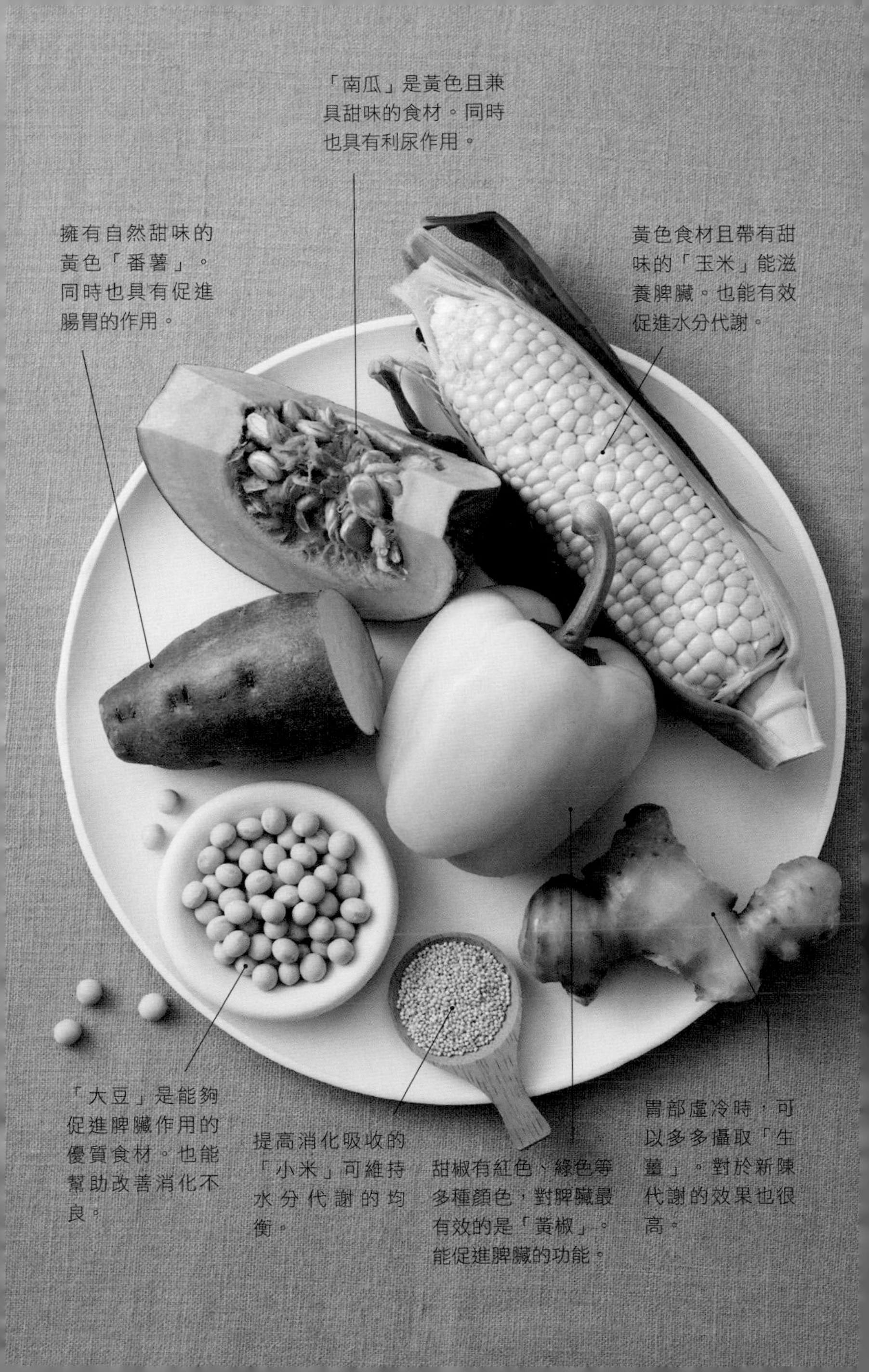
「南瓜」是黃色且兼具甜味的食材。同時也具有利尿作用。
擁有自然甜味的黃色「番薯」。同時也具有促進腸胃的作用。
黃色食材且帶有甜味的「玉米」能滋養脾臟。也能有效促進水分代謝。
「大豆」是能夠促進脾臟作用的優質食材。也能幫助改善消化不良。
提高消化吸收的「小米」可維持水分代謝的均衡。
甜椒有紅色、綠色等多種顏色，對脾臟最有效的是「黃椒」。能促進脾臟的功能。
胃部虛冷時，可以多多攝取「生薑」。對於新陳代謝的效果也很高。

脾的養護食譜

能夠多樣化活用是「黃色食材」的魅力。這裡介紹能夠有效提高脾臟作用的食譜。尤其感到脾、胃虛弱的時候，就換成負擔比較少的白粥，試著調整身體狀態吧！

南瓜蠶豆咖哩餃

也可以當成配菜、下酒菜、小菜！用零食的感覺，輔助脾臟作用！

1人份 321 kcal

材料（2人份）

南瓜 … 100g
奶油 … 5g
咖哩粉 … 1/4小匙
蠶豆 … 20粒（40g）
水煮大豆 … 40g
春捲皮 … 4片（48g）
油 … 3大匙

製作方法

1. 南瓜切成一口大小，烹煮至竹籤可以輕易刺穿的程度。瀝乾水分，趁熱搗碎，加入奶油和咖哩粉混合。
2. 用加入1撮鹽巴（份量外）的熱水，把蠶豆烹煮2分鐘，冷卻至能夠觸碰的溫度後，剝除外皮，連同大豆一起放進**1**裡面拌。
3. 春捲皮切成三等分。垂直放置，把**2**的材料分成12等分，放置在外側，然後捲成三角形。春捲皮的末端用水沾黏固定。
4. 用平底鍋把油加熱，將**3**的材料放進鍋裡。炸至金黃色之後，翻面，把兩面都炸成金黃色。

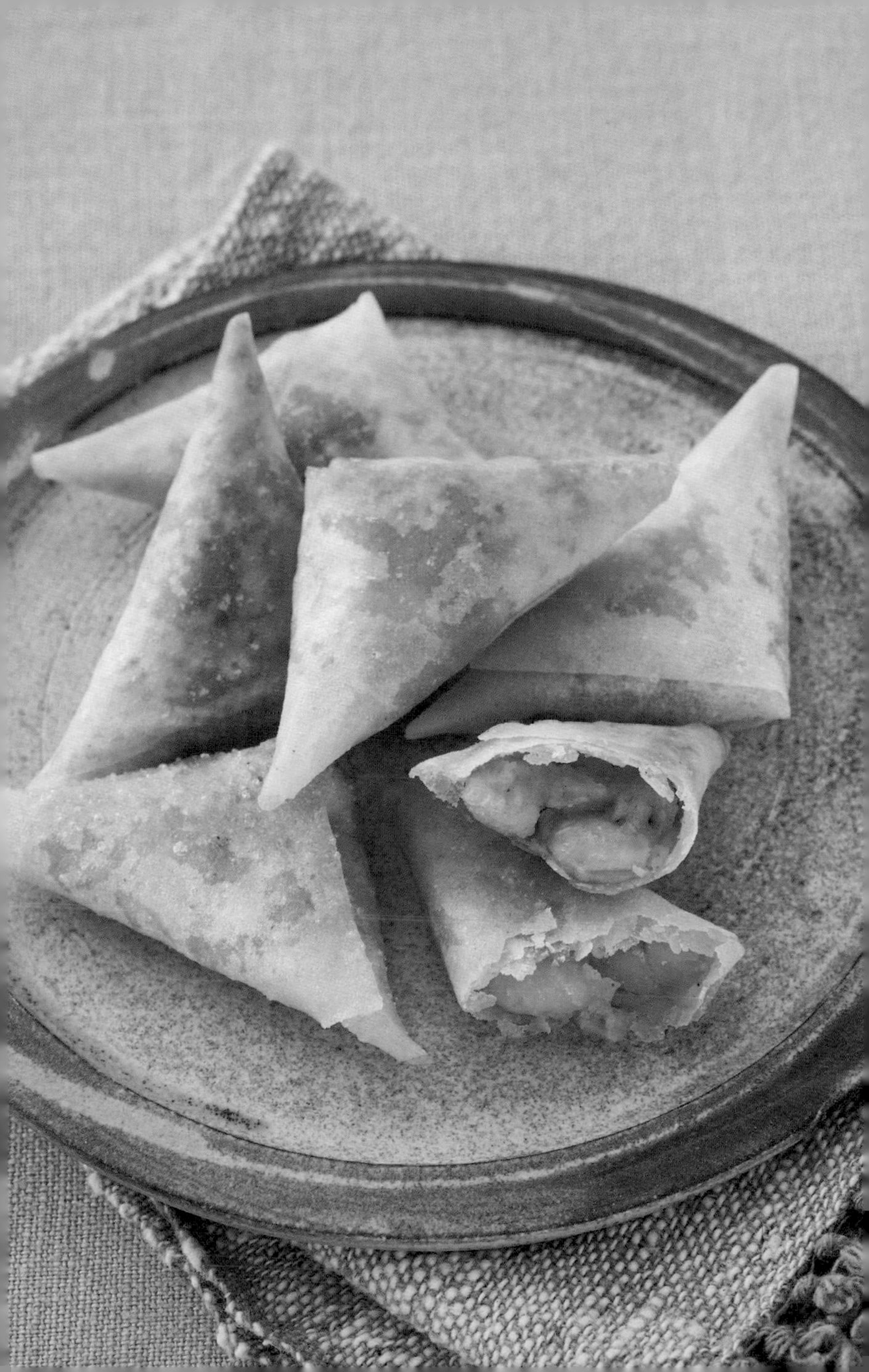

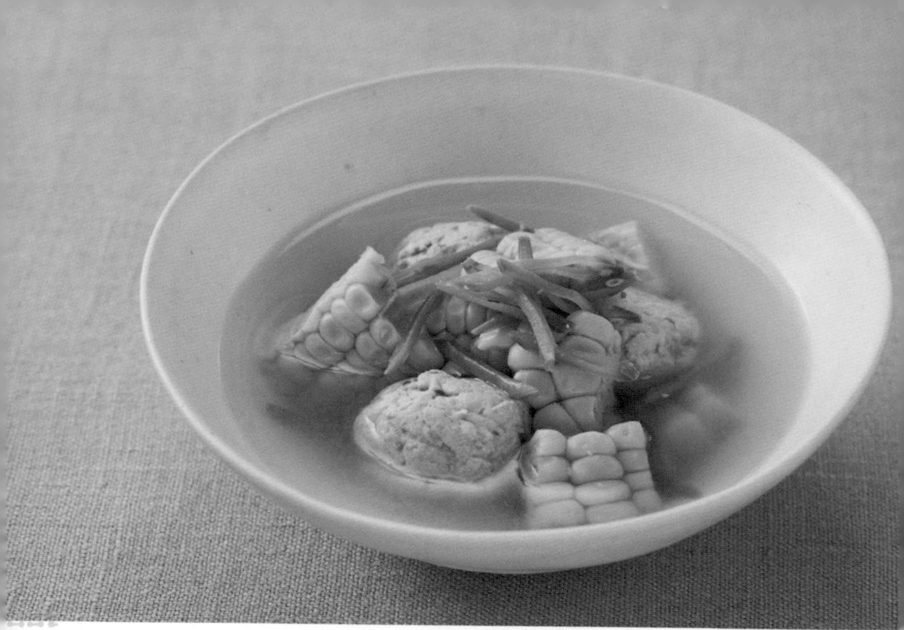

鰹魚魚丸玉米味噌湯

補氣、血的同時，還能調整脾、胃狀態。有排尿問題的人也非常推薦。

材料（2人份）

鰹魚（生魚片用）… 1/2塊（150g）
玉米 … 1/2支（80g）
扁豆 … 5片（15g）
水 … 500ml
高湯昆布 … 5公分左右
味噌 … 2小匙
A 薑（磨成泥）… 1/2片
味噌、酒、太白粉 … 各1/2小匙

製作方法

1. 鰹魚稍微切碎，加入A材料，進一步用菜刀剁碎。玉米沿著玉米芯，用菜刀把玉米粒削切下來。扁豆去除老筋，切成細條。
2. 把水和高湯昆布、玉米和玉米芯放進鍋裡，開火加熱。煮沸後，去除昆布和玉米芯。
3. 把鰹魚分成6等分，用湯匙滾成圓球狀，放進鍋裡，烹煮5分鐘左右。
4. 加入扁豆，扁豆呈現鮮豔綠色後，關火，放入味噌溶解。

1人份	
秋季的鰹魚	春季的鰹魚
183 kcal	152 kcal

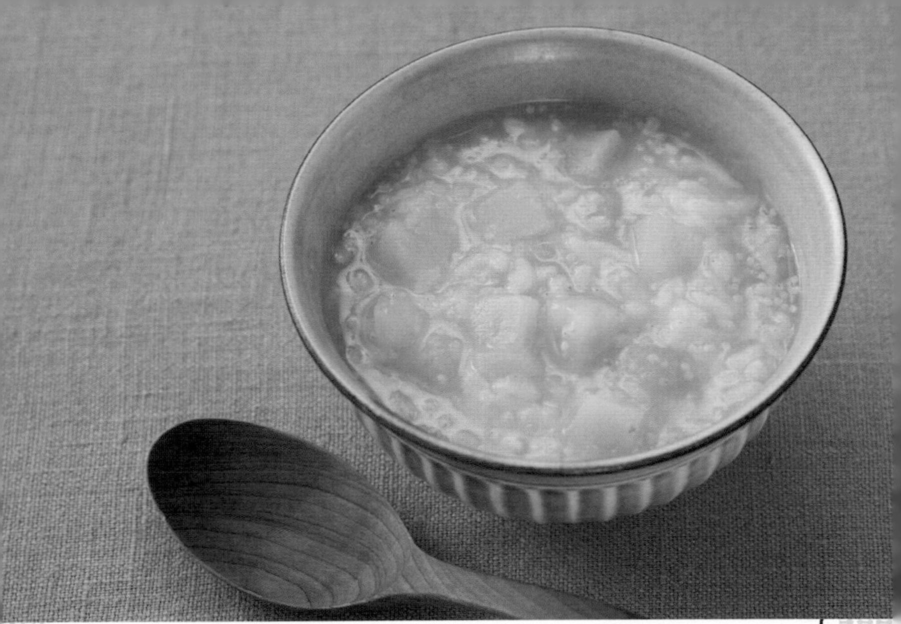

番薯小米粥

肚子不舒服時的養生餐。如果有腹瀉情況，小米就放多一點，如果有便祕情況，小米就減少一些。

材料（2人份）

米 … 1/2杯

小米 … 1大匙（12g）

番薯 … 1/3條（100g）

鹽巴 … 1/5小匙

水 … 600ml

製作方法

1

白米清洗至水不再混濁的程度，放進濾網瀝乾。小米放進濾茶網，放進碗裡，晃動清洗。換水清洗2～3次後，瀝乾水分。

2

番薯去皮，切成1公分丁塊狀，放進水裡浸泡5分鐘，去除澀味後，瀝乾水分。

3

把**1**的材料和水放進鍋裡，放上番薯，撒上鹽巴，開火加熱。煮沸後，用木鏟刮攪鍋底，鍋蓋稍微錯位蓋上，用小火煮30分鐘。

＊如果鍋底比較薄，烹煮期間要多次開蓋攪拌，以免鍋底焦黑。

1人份 212 kcal

肺的養護食材

〈主要食材〉

長蔥／洋蔥／白米／山藥／白菜／豆腐（豆漿）／牛乳

豆腐、白米、豆漿、百合根、洋蔥等「白色食材」是養肺的食材，能夠滋潤肺臟，使肺臟免於大氣乾燥的傷害。

尤其肺臟懼怕乾燥，所以秋天必須多加注意。一旦肺氣虧虛，就會出現咳嗽、哮喘、乾燥引起的便秘或肌膚粗糙、花粉症等問題，所以要積極攝取白色食物，打造一個能夠與不適抗衡的身體。

甚至，「辣味」也能調整肺部的作用。山葵、蒜頭或辣味蘿蔔，以及白色食材中的洋蔥也都是辣味食材之一。可是，如果過量攝取，反而會造成過度抑制，使肝臟變得虛弱，所以要注意避免攝取過量。

〈其他食材〉

- 紫蘇
- 梨
- 芫荽
- 羅勒
- 山葵
- 蘘荷
- 魔芋
- 白木耳
- 桃子
- 蘆筍
- 無花果
- 羅漢果
- 柿子

紫蘇、芫荽、山葵、魔芋都是屬於「辣味」的食材，具有滋養肺臟的作用。桃子和無花果等水果也有效，其中，柿子和梨子更有滋潤肺臟，改善咳嗽、積痰、肌膚搔癢、喉嚨乾燥等作用。香味成分特殊的羅勒也能輕易入肺，滋養肺臟的蘘荷、維持滋潤功能的白木耳等也十分推薦。蘆筍可預防喉嚨乾渴或中暑。羅漢果也能改善咳嗽。

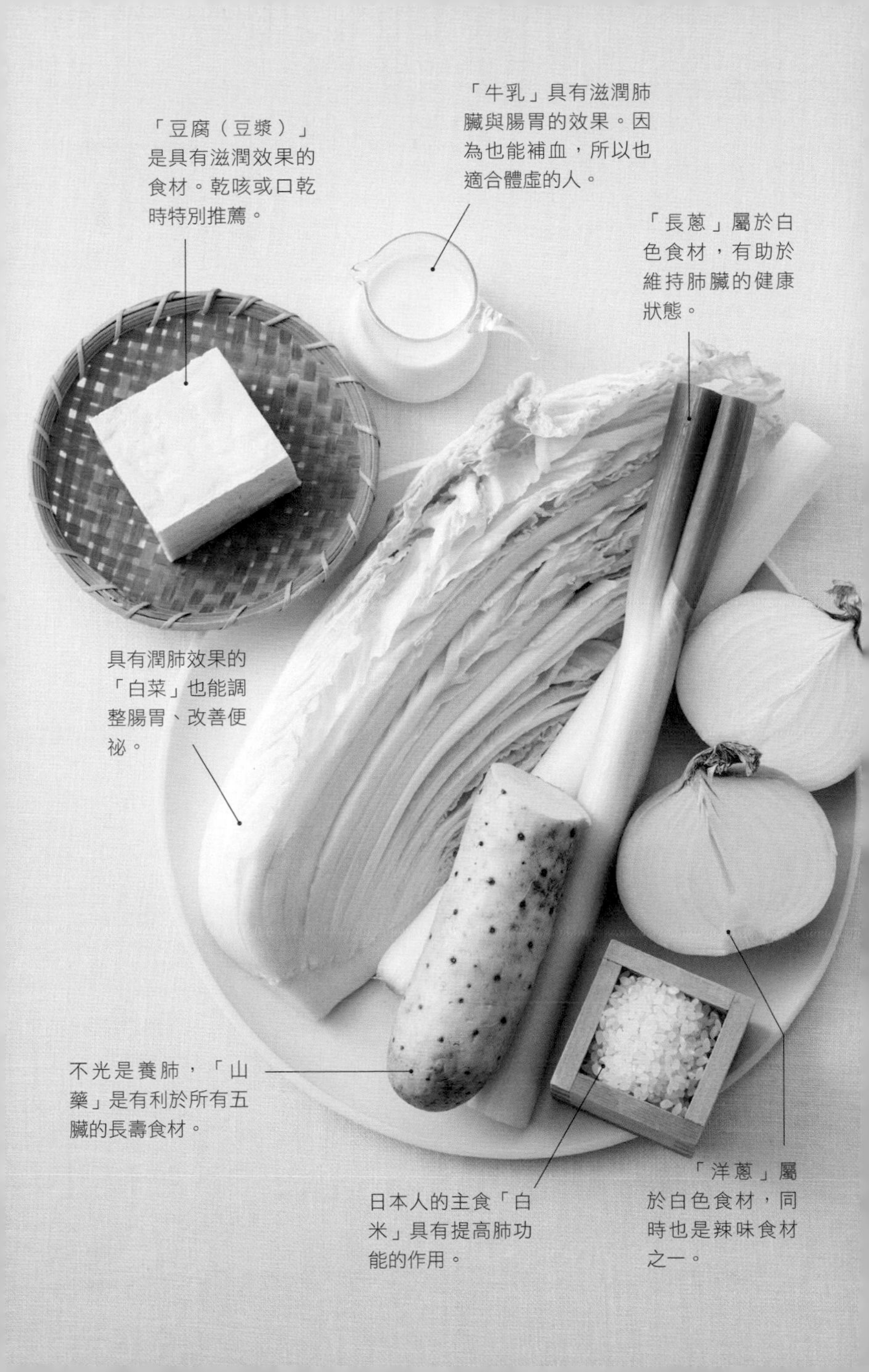
「豆腐（豆漿）」是具有滋潤效果的食材。乾咳或口乾時特別推薦。
「牛乳」具有滋潤肺臟與腸胃的效果。因為也能補血，所以也適合體虛的人。
「長蔥」屬於白色食材，有助於維持肺臟的健康狀態。
具有潤肺效果的「白菜」也能調整腸胃、改善便祕。
不光是養肺，「山藥」是有利於所有五臟的長壽食材。
日本人的主食「白米」具有提高肺功能的作用。
「洋蔥」屬於白色食材，同時也是辣味食材之一。

肺的養護食譜

秋高氣爽，就是養肺料理登場的時候了。將潤肺食材巧妙搭配，不僅能有效調理肺部，還能讓食物更加美味可口。

白醬蘆筍燉飯

訣竅就是把水改成牛乳。芳醇、濃郁且風味滋養的一道。

材料（2人份）

蘆筍 … 3～4支（100g）
蘑菇 … 1/2包（50g）
洋蔥 … 1/6顆（30g）
橄欖油 … 1大匙
蒜頭（磨成泥）… 少許
鹽巴 … 1/2小匙
牛乳 … 150ml
白飯 … 200g
起司粉 … 1大匙

製作方法

1 蘆筍切掉根部較硬的部分，用刨刀薄削掉葉鞘和根部約一半左右的外皮，切成7～8釐米寬。穗端留下3公分左右，縱切成對半。蘑菇擦除髒污後，薄切成片。洋蔥切成碎末。

2 用平底鍋加熱橄欖油，把**1**的材料和蒜頭放進鍋裡翻炒。洋蔥變透明後，撒上鹽巴，放入牛乳和白飯，煮沸後，撒上一半份量的起司粉混拌。

3 裝盤，撒上剩餘的起司粉。

1人份 292 kcal

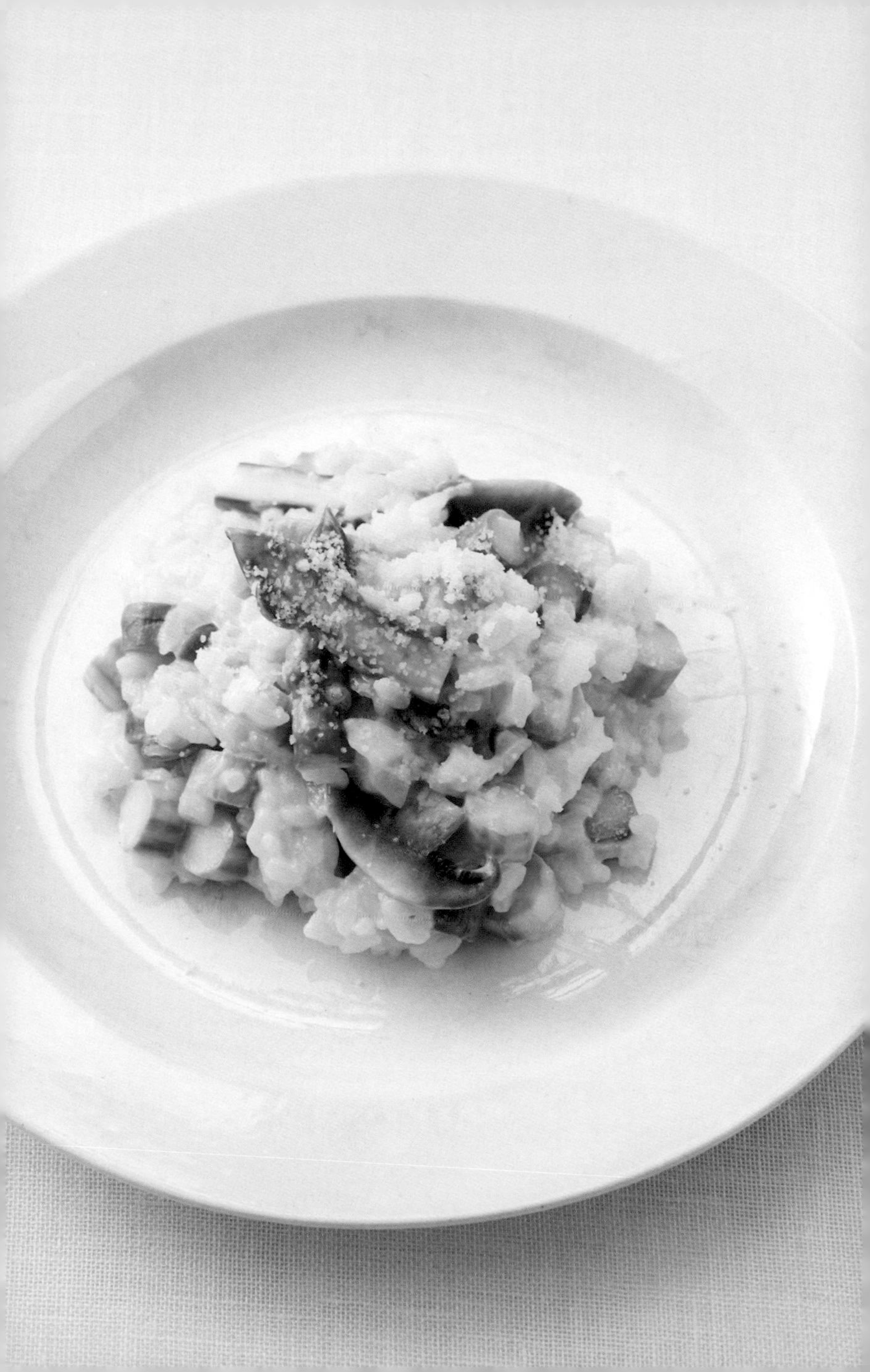

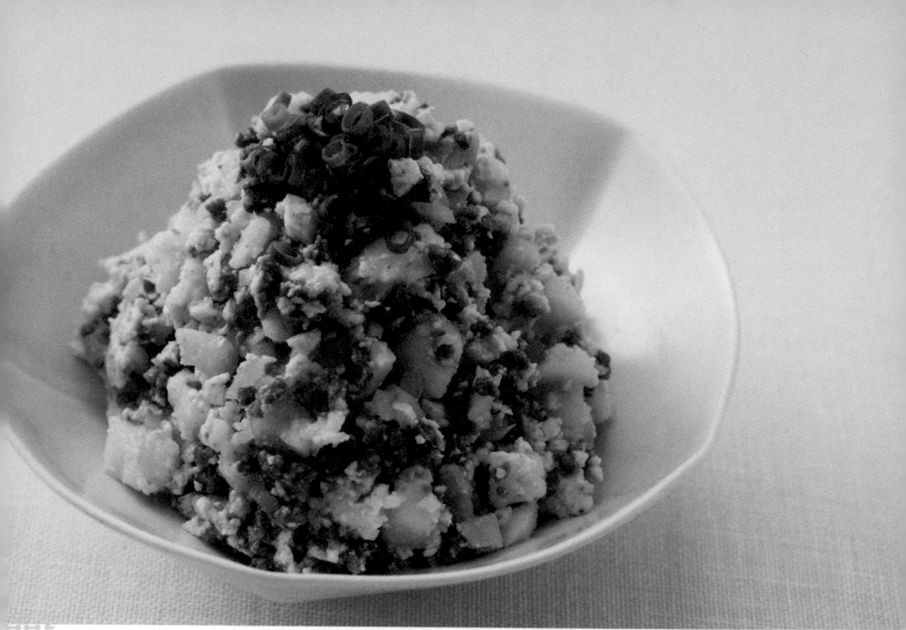

豆腐山藥馬鈴薯沙拉

把對於所有五臟都非常有效果的山藥，改良成隨時都可以上桌的常備菜！

材料（2人份）

山藥 … 150g
洋蔥 … 1/6個（30g）
木綿豆腐 … 1/2塊（150g）
牛絞肉 … 100g
橄欖油 … 1小匙
鹽巴 … 1/5小匙
醬油 … 1/5小匙
山葵醬 … 1/3小匙
珠蔥（蔥花）… 1支（10g）

製作方法

1 木綿豆腐先用廚房紙巾等包覆，再放上壓板，瀝乾水分10分鐘。

2 山藥削皮後，切成一口大小。放進耐熱碗裡，用微波爐加熱2分鐘左右，再用搗杵等搗成碎末。洋蔥切成碎末。

3 用平底鍋加熱橄欖油，放入洋蔥和牛絞肉拌炒。絞肉變色後，撒上鹽巴。

4 把木綿豆腐搗碎，倒進山藥裡面充分混拌。加入**3**的材料、醬油、山葵混拌，裝盤，撒上蔥花。

1人份
297
kcal

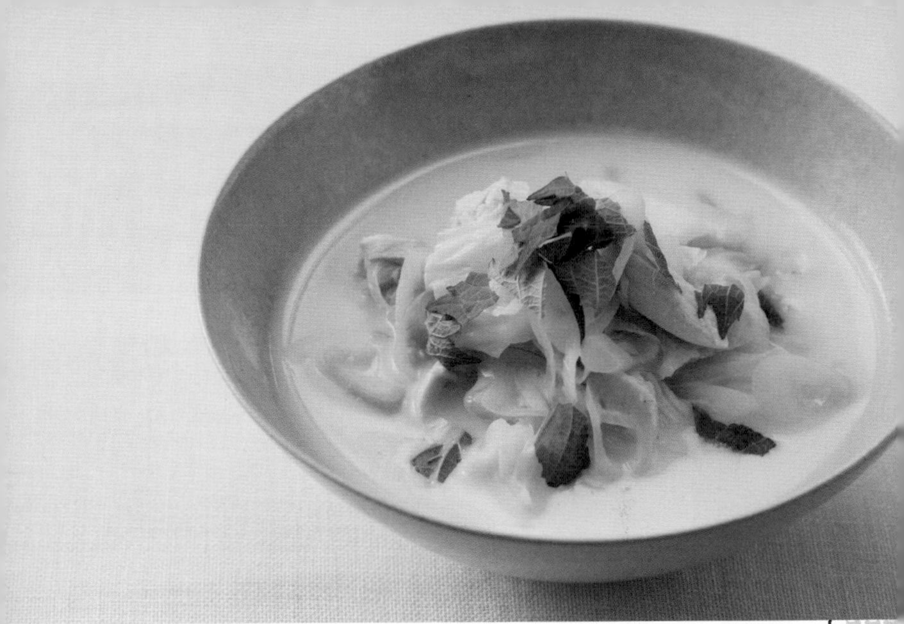

雞肉白菜豆漿湯

能夠潤肺，同時又能溫暖身體的溫柔味道。配料豐富的湯品。

材料（2人份）

雞胸肉 … 3片（150g）
白菜 … 1片（100g）
長蔥 … 1/2支（50g）
豆漿 … 200ml
鹽巴 … 1/5小匙
青紫蘇 … 2片
A 水 … 400ml
高湯昆布 … 5公分左右
薑（切絲）… 1/2片
酒 … 1大匙

製作方法

1
雞胸肉去除老筋。白菜的菜葉切成3公分左右，菜芯切成1公分寬。長蔥斜切成片。

2
把A材料放進鍋裡加熱，煮沸後，放入雞胸肉。再次沸騰後，蓋上鍋蓋，改成小火，煮2分鐘。關火後，直接靜置10分鐘。撈除昆布，取出雞胸肉備用。

3
把**2**的鍋子煮沸，撈除浮渣，放入白菜和長蔥，煮5分鐘。雞胸肉切成容易食用的大小，放回鍋裡，加入豆漿和鹽巴，溫熱。起鍋後，撒上撕碎的青紫蘇。

1人份 160 kcal

腎的養護食材

〈主要食材〉

乾香菇／昆布／核桃／羊栖菜／黑米／栗子／鵪鶉蛋／黑芝麻

能夠幫助提高腎臟功能的是「黑色食材」。黑芝麻、黑豆或黑米等黑色的食材容易進入腎的經絡，能夠滋養腎臟，改善並預防腎虛所引起頻尿、暈眩、腰痛、耳鳴等各種不適問題。

另外，帶有「鹹味」的食材也有助於腎臟的作用。鹹味指的是醬油鹹。昆布、裙帶菜等，都能幫助改善尿的排泄和浮腫。尤其昆布更有促進水分代謝的作用。可以為減肥的人帶來不錯的效果。

另外，核桃和栗子具有大幅彌補腎臟作用的效果。除了使用於料理之外，也可以直接當成點心。

〈其他食材〉

- 黑豆
- 黑木耳
- 裙帶菜
- 蝦
- 扇貝
- 牛肉
- 羊肉
- 牛或豬的腎臟（腰子）
- 白菜
- 玉米
- 山藥
- 牛蒡
- 糯米
- 米

黑豆、黑木耳之類的黑色食材也對腎臟有效。裙帶菜和昆布同屬於「鹹味」。蝦和扇貝能在補腎的同時造精，牛肉和羊肉則能夠增加氣、血。另外，如果有頻尿或虛冷等腎臟失調問題時，建議攝取牛或豬的腎臟（腰子）。白菜和玉米可以排出多餘水分，幫助腎臟。山藥能滋養腎氣，提高免疫力。牛蒡具有補氣、提升動機的效果，糯米和米是滋養優質精氣的食材。

補腎效果極高的「鵪鶉蛋」。比起水煮等加工品，更建議生的。

「黑芝麻」也能改善毛髮稀疏和白髮。

在太陽下曬乾的「乾香菇」具備絕佳的營養和鮮味。補腎，同時也有助於血的循環。

「昆布」具有去除體內多餘水分的效果，同時也能改善肥胖。

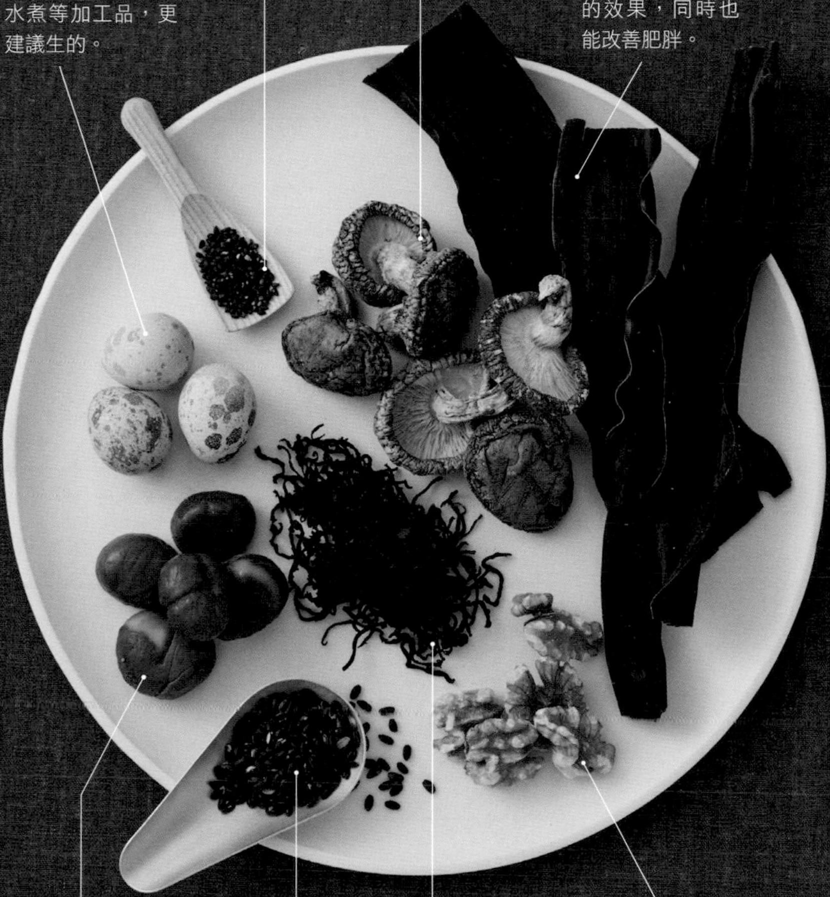

「栗子」能夠補腎，增加氣、血，恢復能量不足所引起的疲勞。

有效強化腎臟、防止老化的「黑米」是抗老化的強大夥伴。

「羊栖菜」能促進血液循環，排出體內的多餘水分。也能改善浮腫。

滋養強壯效果絕佳的「核桃」。吃太多會導致胃脹，所以一天最多5顆。

腎的養護食譜

養護腎臟，同時帶來血與滋潤的黑色食材不僅具有滋養強壯的效果，同時也對年齡增長所伴隨的症狀具有效果。除了感到腎臟虛弱的時候之外，腎的季節，也就是冬天時期，也非常建議多多攝取。

牛肉板栗糯米小豆飯

充分利用浸泡乾香菇的水。養護腎臟的同時，還能溫暖身體。

1人份 456 kcal

材料（2人份）

米 … 1/2杯
糯米 … 1/2杯
牛腿肉肉片 … 80g
乾香菇 … 2朵（8g）
鵪鶉蛋（水煮）… 4個（32g）
板栗 … 4個（36g）
芝麻油 … 1小匙
A 蠔油、醬油 … 各1/2大匙
砂糖 … 1小匙

製作方法

1 乾香菇放進水200ml（份量外）浸泡，在冰箱靜置半天～1天。切除香菇梗後，切成薄片，浸泡的湯汁留著備用。

2 把米和糯米混在一起清洗，泡水30分鐘～1小時。在濾網裡面靜置15分鐘，瀝乾水分。

3 牛腿肉切成1公分寬。板栗切對半。芝麻油用平底鍋加熱，把**2**的材料倒入，拌炒2分鐘，然後倒進飯鍋裡面。用相同的平底鍋把**1**的材料和A材料煮沸。撈除浮渣。

4 把**3**的湯汁倒進飯鍋裡面，把水添加到1杯份量的刻度後，鋪上**3**的材料，依照正常方式煮飯。

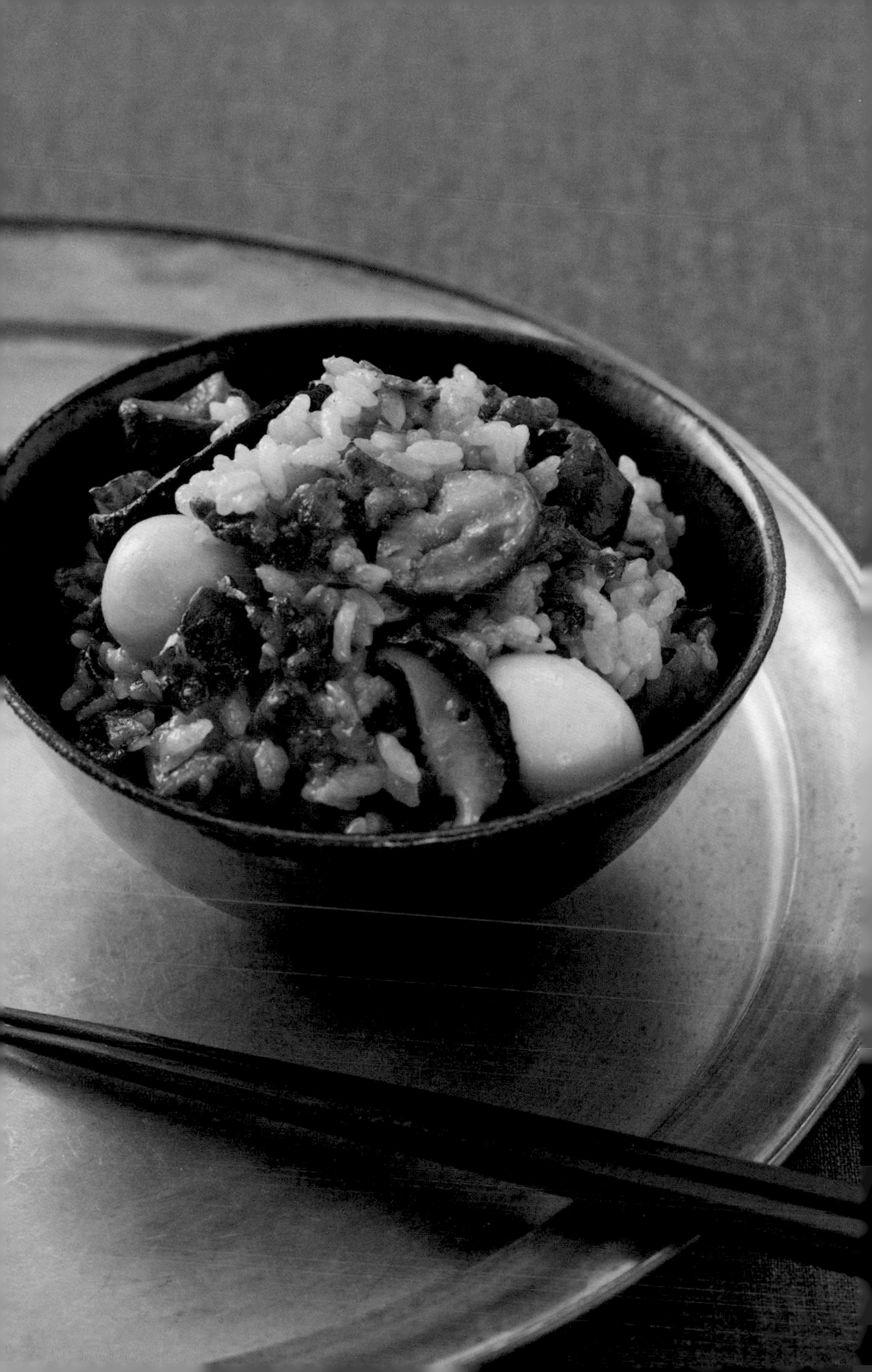

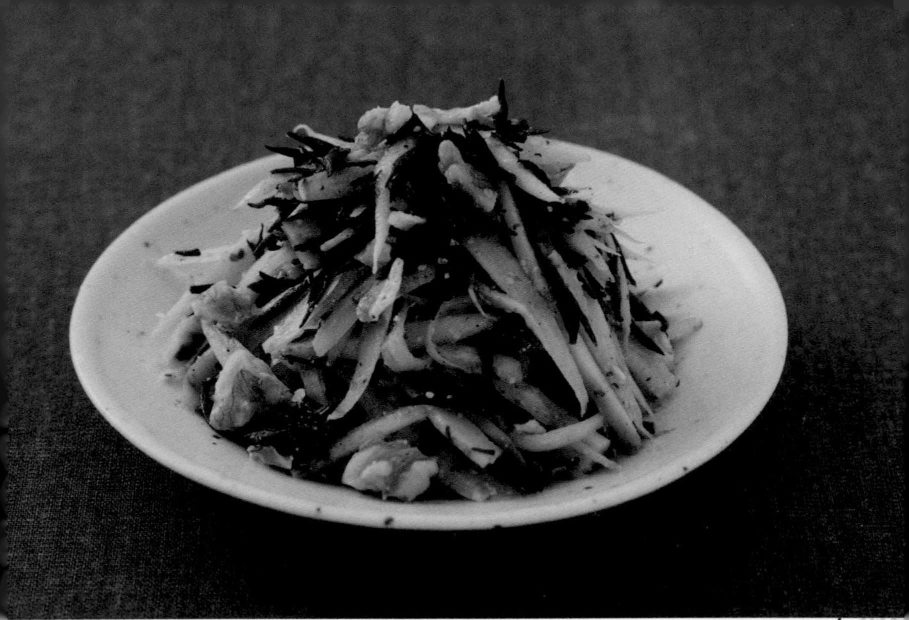

芥末拌羊栖菜、牛蒡和核桃

黑色食材，加上補充能量與動機的牛蒡。幫助提高氣力、恢復疲勞。

材料（2人份）

羊栖菜 … 3g
牛蒡 … 1/2支（100g）
核桃（裸烤）… 20g
A 橄欖油、芥末粒 … 各1小匙
醋、砂糖 … 各1/2小匙
鹽巴 … 1/5小匙

製作方法

1 羊栖菜在大量的水裡面浸泡10分鐘左右。膨脹、變軟後，用濾網撈起，清洗2～3次，瀝乾水分。牛蒡用菜刀的刀背刮削掉外皮，削切成薄片。快速用水浸泡，去除澀味，瀝乾水分。

2 把核桃放進平底鍋裡面乾煎，染上隱約焦色後，取出。放進塑膠袋裡面，用擀麵棍敲碎。

3 用鍋子把水煮沸，放進牛蒡。再次煮沸後，放進羊栖菜，快速烹煮後，用濾網撈起。攤開在濾網中，把水分瀝乾。

4 把A材料放進碗裡，充分攪拌，倒入羊栖菜、牛蒡和核桃，充分拌勻。

1人份 131 kcal

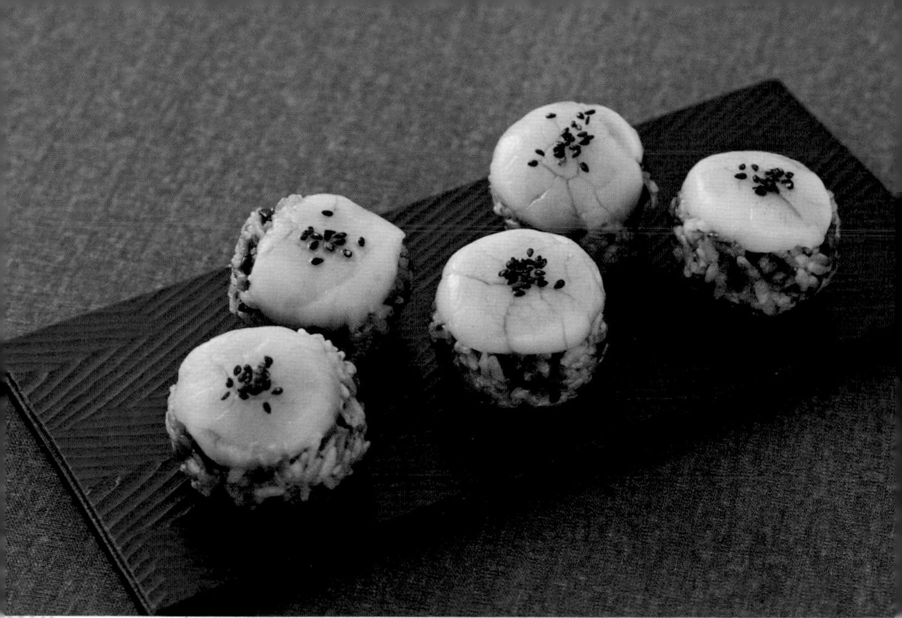

干貝黑米手毬壽司

輔助腎臟作用的簡單壽司。
味道、營養、口感全都出類拔萃。

材料（2人份）

米 … 1杯
黑米 … 1大匙（15g）
扇貝（生魚片用）
… 5個（100g）
鹽昆布 … 10g
黑芝麻 … 1小匙
醬油 … 適量
A 醋 … 1大匙
砂糖 … 1小匙
鹽巴 … 1/4小匙

製作方法

1
米和黑米混在一起清洗。直到水不再混濁之後，在濾網內放置15分鐘，把水瀝乾。放進飯鍋裡面，加入壽司米用的水量，浸泡30分鐘後，進行烹煮。

2
扇貝把厚度切成對半。鹽昆布切碎。

3
1飯煮好之後，放涼，加入鹽昆布和A材料充分攪拌，分成10等分。攤開保鮮膜，放上扇貝和壽司飯，包裹成圓球狀。以相同的方式製作10個。

4
拿掉保鮮膜，以扇貝朝上的方式裝盤，撒上黑芝麻。依個人喜好，沾上醬油。

1人份
350
kcal

Chapter 7

24小時
五臟養護生活

五臟六腑
不僅會隨著季節起伏，
同時也會隨著
「時間流動」而轉變。
從早上起床到晚上睡覺，
仔細觀察五臟六腑的作用，
配合那些步調，
重新檢視日常生活，
試著度過一天看看吧！
光是這樣，
就會是十分有效的
五臟養護訓練。

何謂24小時五臟養護生活？

五臟六腑各自有各自的黃金時段。臟腑最活躍的時段，同時也是妥善養護疲勞且沉默的五臟的最佳時段。

例如，負責血液貯藏和血液循環調整的「肝」的黃金時段是深夜1點至3點。如果要讓肝臟發揮正常功能，在這個時段熟睡是不可欠缺的。如果生活持續不規律，無法在這個時段睡覺的話，血液循環就會變差，血液就無法正常貯存在肝臟，同時也無法把必要的血量運送到全身上下，就會引起各式各樣的失調。

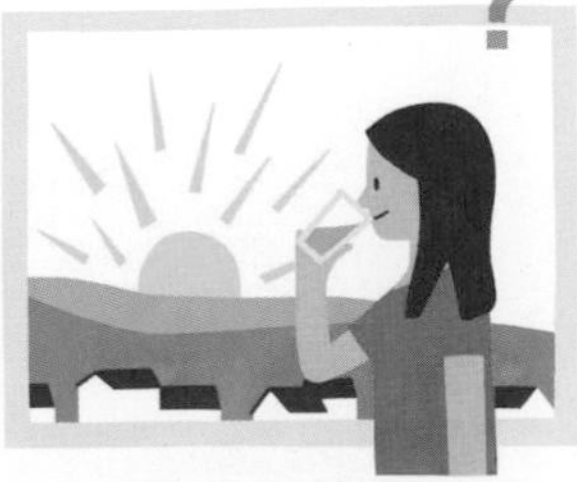

同樣的道理，「心」也有用來提高心臟作用的重要時段；「肺」也有肺的，「腎」也有腎最活躍且正常發揮功能的時段。

五臟養護的最重要關鍵就是每天的累積。所以從早上起床到晚上睡覺，仔細留意五臟六腑的黃金時段，一邊試著調整生活節奏吧！

The Point is…

了解五臟六腑的黃金時段

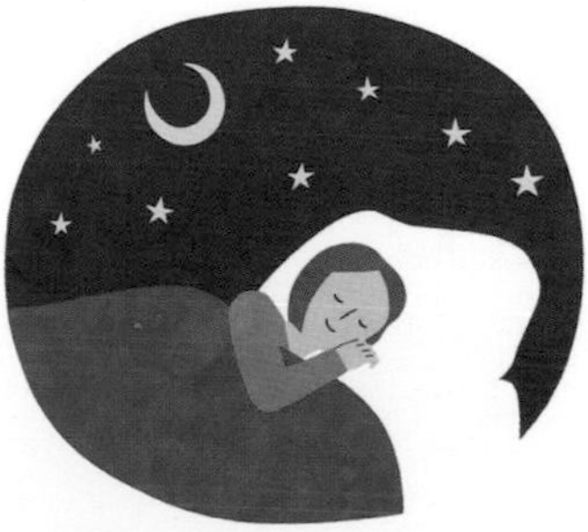

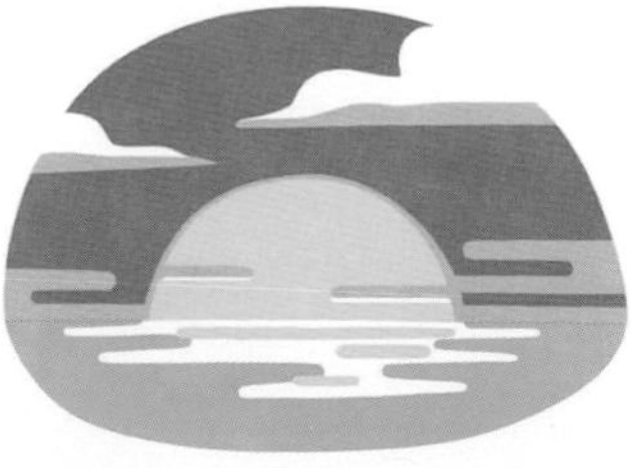

時間和五臟六腑

從P.173的23點開始銜接

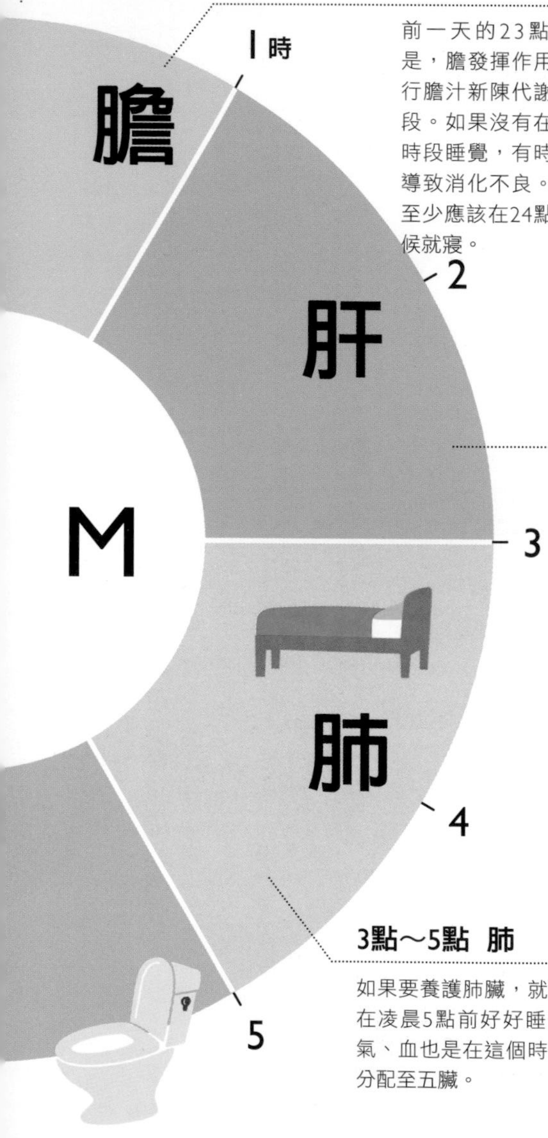

23點～1點 膽

前一天的23點開始是，膽發揮作用、進行膽汁新陳代謝的時段。如果沒有在這個時段睡覺，有時也會導致消化不良。最晚至少應該在24點的時候就寢。

1點～3點 肝

負責血液貯藏和血液循環調整的肝對應時段。在這個時段熟睡是絕對條件。肝狀態的好壞就會改變。

3點～5點 肺

如果要養護肺臟，就必須在凌晨5點前好好睡覺。氣、血也是在這個時段被分配至五臟。

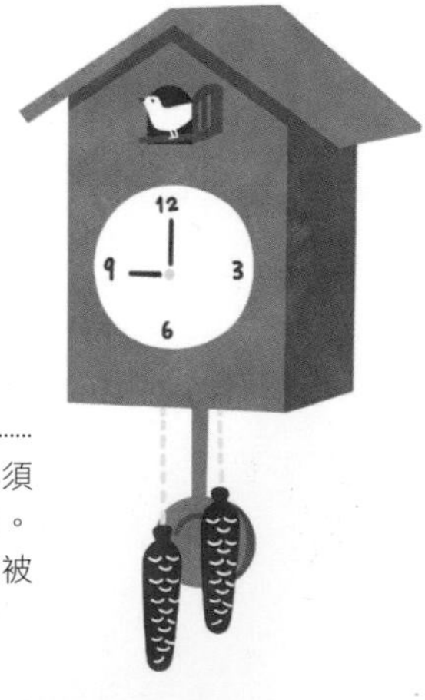

銜接P.172的PM

9點～11點　脾

對應脾臟的時間。吸收胃部消化的營養，製造氣、血，僅把身體所需的物質當成能量。

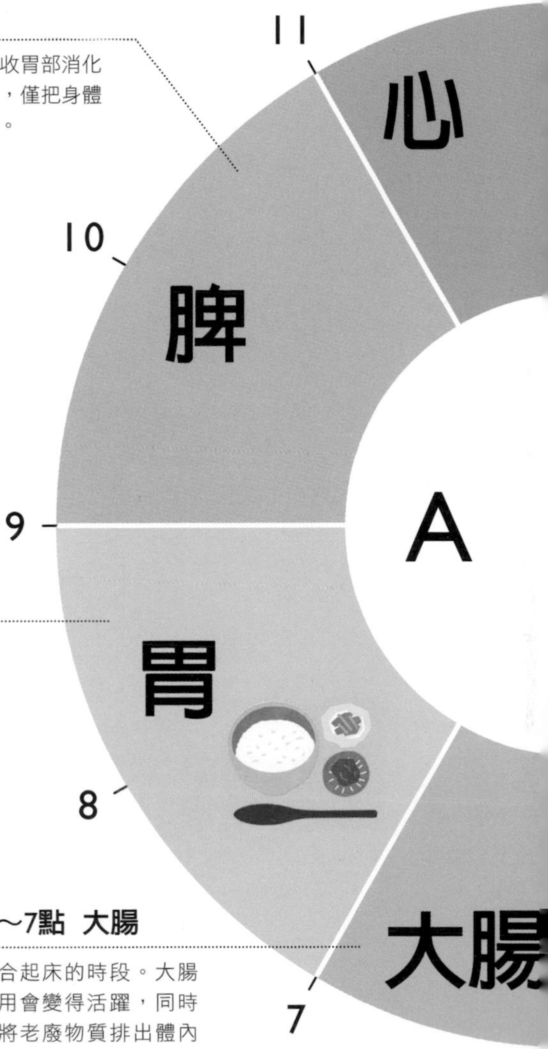

7點～9點　胃

應該攝取早餐的時段。這個時段的胃最活躍且消化最佳。如果沒有在這個時段吃早餐，今天一整天的能量就會不足，五臟各自的作用也會下降。

5點～7點　大腸

最適合起床的時段。大腸的作用會變得活躍，同時也是將老廢物質排出體內的排泄時段。

從P.171的上午11點開始銜接

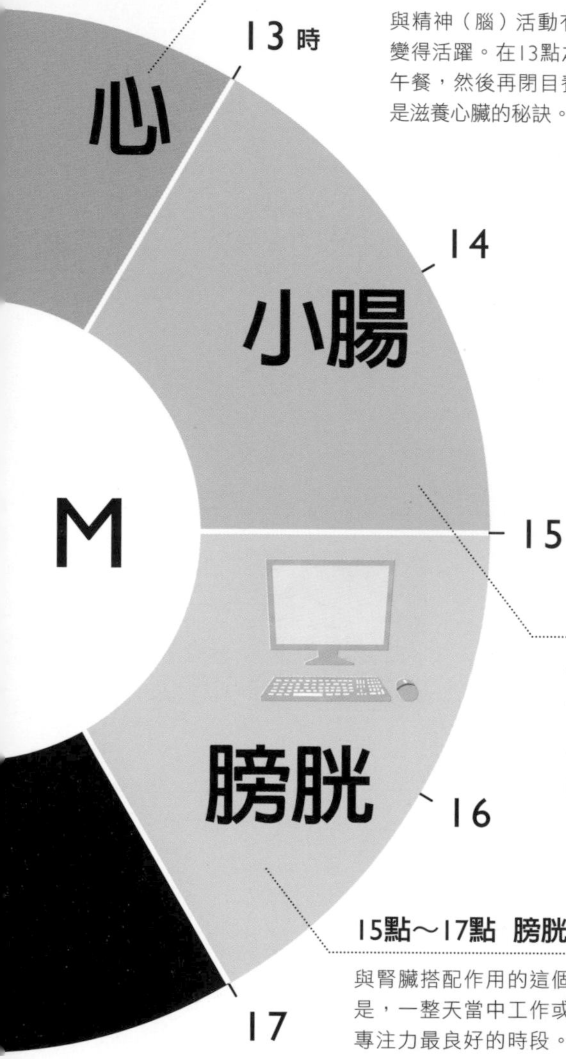

11點～13點　心

與精神（腦）活動有關的心變得活躍。在13點之前吃完午餐，然後再閉目養神，也是滋養心臟的秘訣。

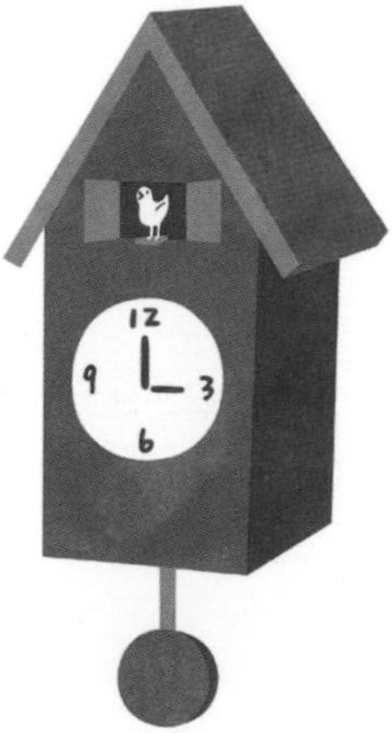

13點～15點　小腸

與心臟一起搭配作用的小腸時段。利用工作或家事的空檔，喝點水，調整身體狀態，也是非常重要的。

15點～17點　膀胱

與腎臟搭配作用的這個時段是，一整天當中工作或讀書專注力最良好的時段。感受到尿意時，千萬不要忍耐，馬上去廁所吧！

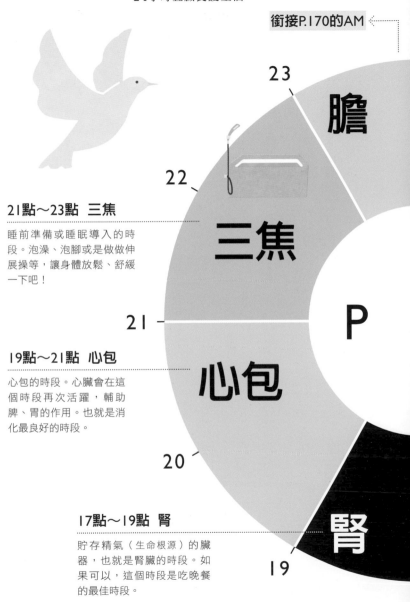

銜接P.170的AM

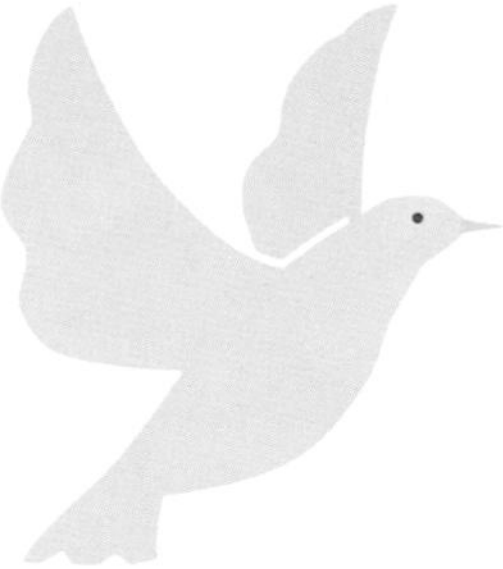

21點～23點 三焦

睡前準備或睡眠導入的時段。泡澡、泡腳或是做做伸展操等，讓身體放鬆、舒緩一下吧！

19點～21點 心包

心包的時段。心臟會在這個時段再次活躍，輔助脾、胃的作用。也就是消化最良好的時段。

17點～19點 腎

貯存精氣（生命根源）的臟器，也就是腎臟的時段。如果可以，這個時段是吃晚餐的最佳時段。

五臟養護生活的重點①

「7點吃早餐」是五臟養護的基本

運用五臟養護來打造健康身體的時候，最重要的一件事就是「吃早餐」。

就如同「時間和五臟六腑」的圖表所標示的，「胃」最活躍的時段是早上7點至9點。胃分泌胃酸、呈現易消化環境的時刻便是這個時段。因此，7點前後是吃早餐的最佳時段。如果再加上消化的時間，最晚應該在9點之前吃完早餐。

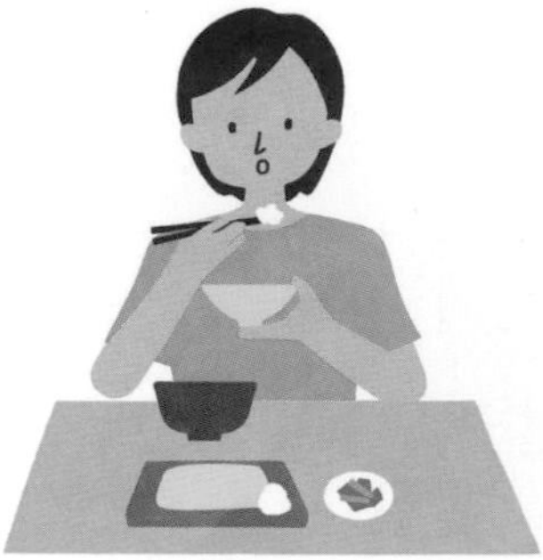

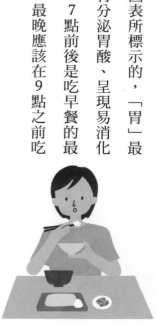

然後，把胃部消化的飲食物轉換成精氣（生命根源）的「脾」，會在早上9點至11點之間變得活躍。脾開始產生作用的時間是9點，這個時候，如果胃裡面沒有半點食物，或是胃部未能確實消化食物的話，脾就無法得到一整天的營養，也就無法製造出足夠的能量。

另外，早上5點～7點是「大腸」的時間。這個時候，確實排泄，排出體內的老廢物質是非常重要的事情。另外，這個時段應該盡可能攝取熱水等水分。早上的散步也十分推薦。

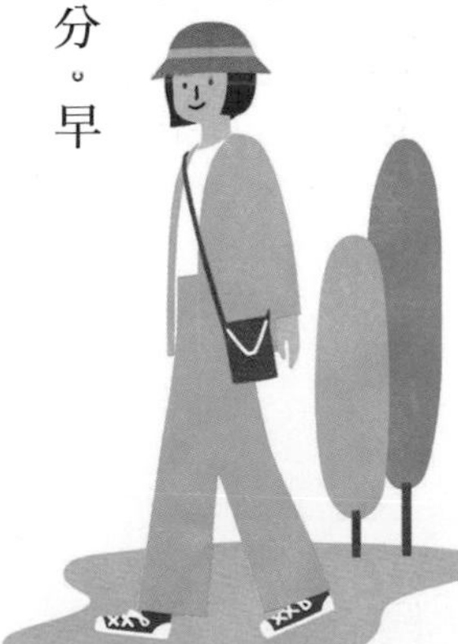

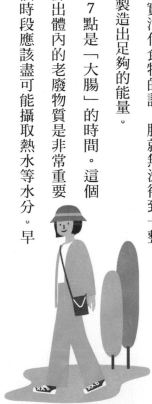

五臟養護生活的重點②

11點至15點是提高專注力的時刻

希望專注於工作或讀書的時候，有兩個最佳的時段。

首先是「心」作用變得活躍的11點～13點。心與思考、判斷力、記憶力等精神（腦）活動有關。甚至，這同時也是心的作用促進血液循環的時段，所以行動力就會變得更加積極。

可是，如果過度耗費心力，就會招致疲弊，因此，要在13點之前吃完午餐，藉此補充能量。吃完午餐之後，就算

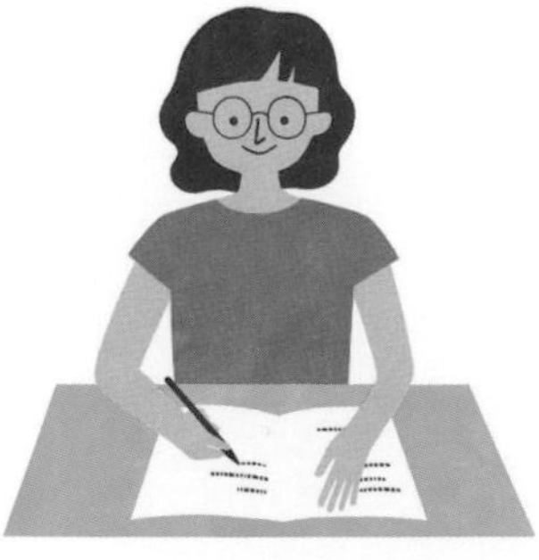

只有10分鐘也沒關係，閉目養神，讓心好好休息一下吧！基本上，午睡只要不超過30分鐘就沒有問題，為了避免妨礙到晚上的睡眠，要注意避免午睡太久。

15點至17點是值得全力一搏的努力時段。這個時段所對應的臟器是「膀胱」，不過，因為膀胱的經絡和腦部相連接，所以精神上能夠更加專注。這個時候絕對嚴禁憋尿。

其實17點之後，還是有人孜孜不倦地工作著。而實際上，17點～19點是腎臟的時間，並不是努力奮鬥的有效時段，不過，在五臟養護當中，慢慢減緩步調也是非常重要的事。

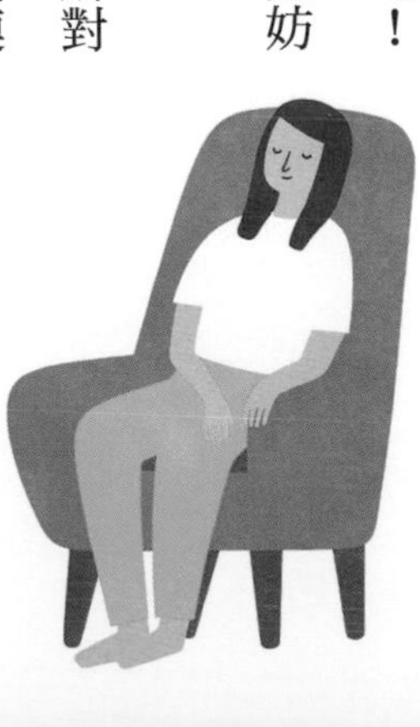

五臟養護生活的重點③

19點吃晚餐，23點就寢

17點之後，就是準備為今天一整天畫下句點的時段。晚餐建議的時段就是，貯藏精氣（生命根源）的臟器「腎臟」的黃金時段。這個時段是17點至19點，不過，以現代人的生活方式來說，19點之後吃晚餐反而比較符合現實。而19點以後，「心包」的作用會促使「脾」、「胃」的再次活躍，進入消化良好的時段，因此，試著養成每天19點吃晚餐的習慣吧！

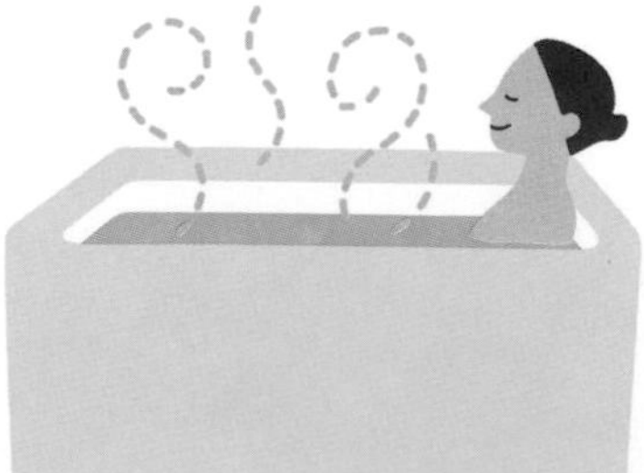

21點之後，建議做點伸展操或泡腳，讓身體呈現放鬆狀態。另外，如果希望擁有更好的睡眠品質，建議在睡覺之前洗澡。

然後，在23點上床就寢吧！23點至1點之間是「膽」發揮作用，膽汁新陳代謝的時間。1點至3點則是「肝」發揮作用，進行血液新陳代謝的時段。如果沒有在這個時間點就寢，血液就不會流回肝臟，就無法製造出全新的血液。最晚必須在24點至午夜3點之間進入熟睡狀態。

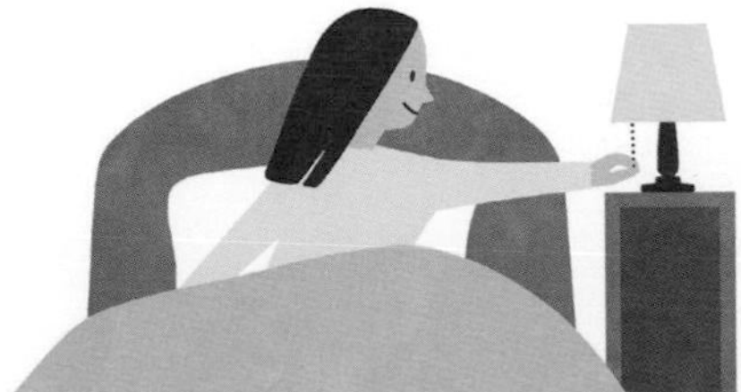

Chapter 8

五臟的知識

五行說是「五臟」理論
發展背景中的
中國古代哲學。
本章為您介紹，
五臟和五行的關係、
氣、血、水（津液）的機制、
五臟對應的
各種事象等基礎知識。

五行和五臟六腑

東洋醫學中的五臟六腑把五行說視為一個基礎。

五行說認為，存在於這個世界的萬物是由自然界的代表性物質「木」、「火」、「土」、「金」、「水」所構成，而五臟也像「肝」屬木、「心」屬火那樣，同樣被分類成五行的五種要素。

然後，就像五行在彼此相生、相剋的同時，維持大自然的平衡那樣，五臟也會在相互促進（相生）、相互制約（相剋）的情況下，維持整體的平衡，使我們的身體持續處於「中庸」狀態。

五行相關圖

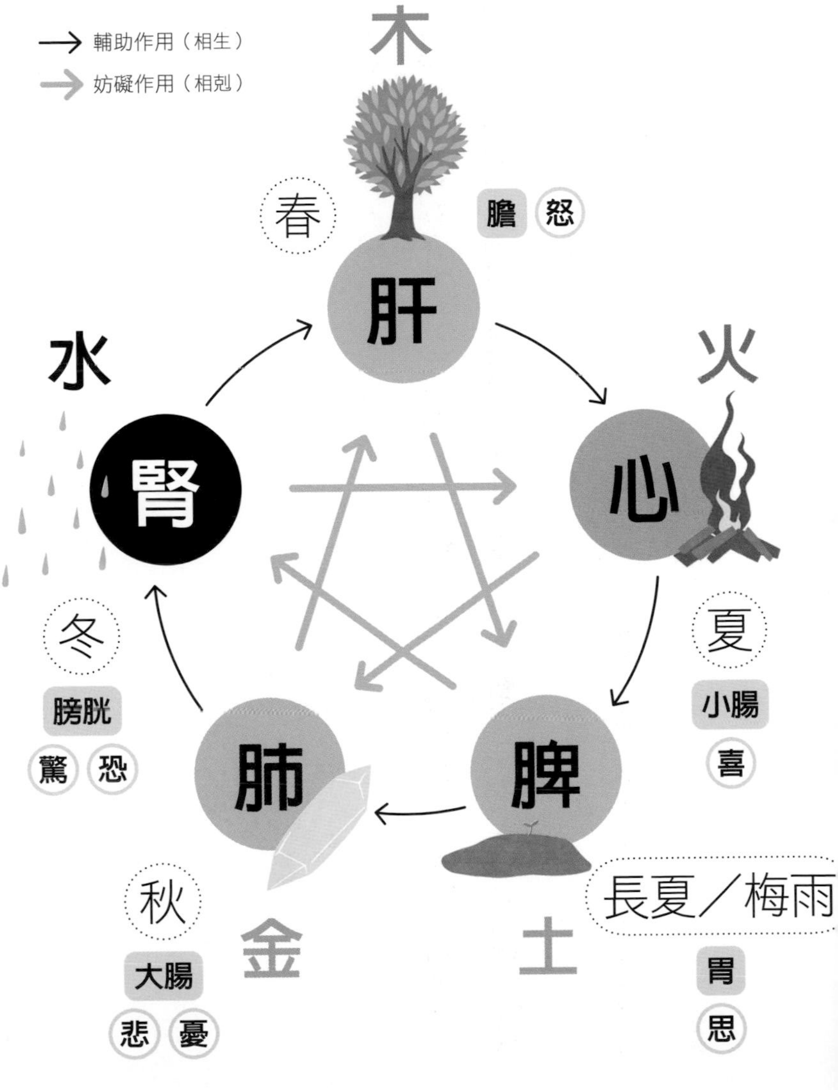

何謂氣、血、水（津液）

我們的身體裡面有氣、血、水（津液）三種要素，這三種要素是促使生理活動正常運作的根源。「氣」是物理性存在於我們體內的能量，是生命活動所不可欠缺的要素。另外，「血」指的是血液本身與其作用，「水（津液）」是存在於體內的正常水分的總稱。

這三種要素會在相互輔助的同時，循環於全身上下，使身體維持健康均衡，一旦其中的任一項發生過量或過少，又或是滯留的現象，身體狀態就會馬上失衡，就會引起各式各樣的身體不適。

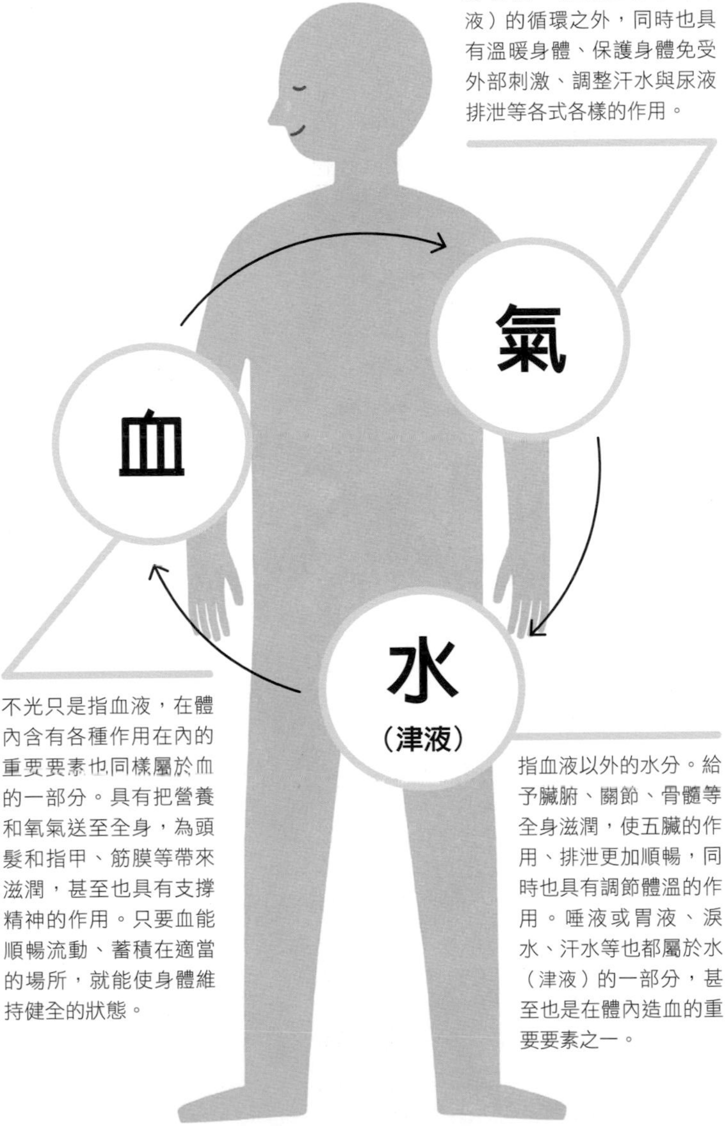

肉眼看不見，支撐著生命活動的基礎能量。除了繞行全身各處，推動血和水（津液）的循環之外，同時也具有溫暖身體、保護身體免受外部刺激、調整汗水與尿液排泄等各式各樣的作用。

不光只是指血液，在體內含有各種作用在內的重要要素也同樣屬於血的一部分。具有把營養和氧氣送至全身，為頭髮和指甲、筋膜等帶來滋潤，甚至也具有支撐精神的作用。只要血能順暢流動、蓄積在適當的場所，就能使身體維持健全的狀態。

指血液以外的水分。給予臟腑、關節、骨髓等全身滋潤，使五臟的作用、排泄更加順暢，同時也具有調節體溫的作用。唾液或胃液、淚水、汗水等也都屬於水（津液）的一部分，甚至也是在體內造血的重要要素之一。

五臟地圖1

對應五臟的身體、心理與自然現象的地圖。

五臟（六腑）	肝（膽）	心（小腸）
五主	筋膜	血脈
五行	木	火
季節	春 立春～5月	夏 立夏～8月
時間	1:00～3:00 膽 23:00～1:00	11:00～13:00 小腸 13:00～15:00
七情	怒	喜
症狀	焦慮 ↓	失眠、憂鬱 ↓

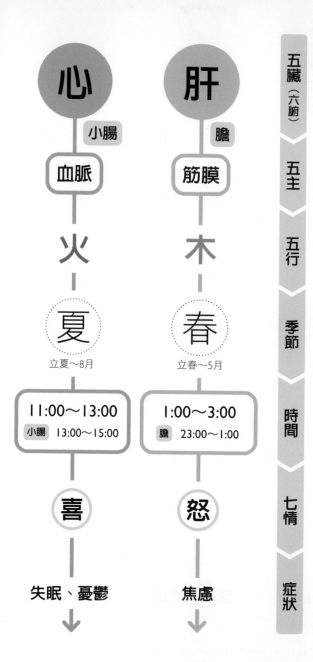

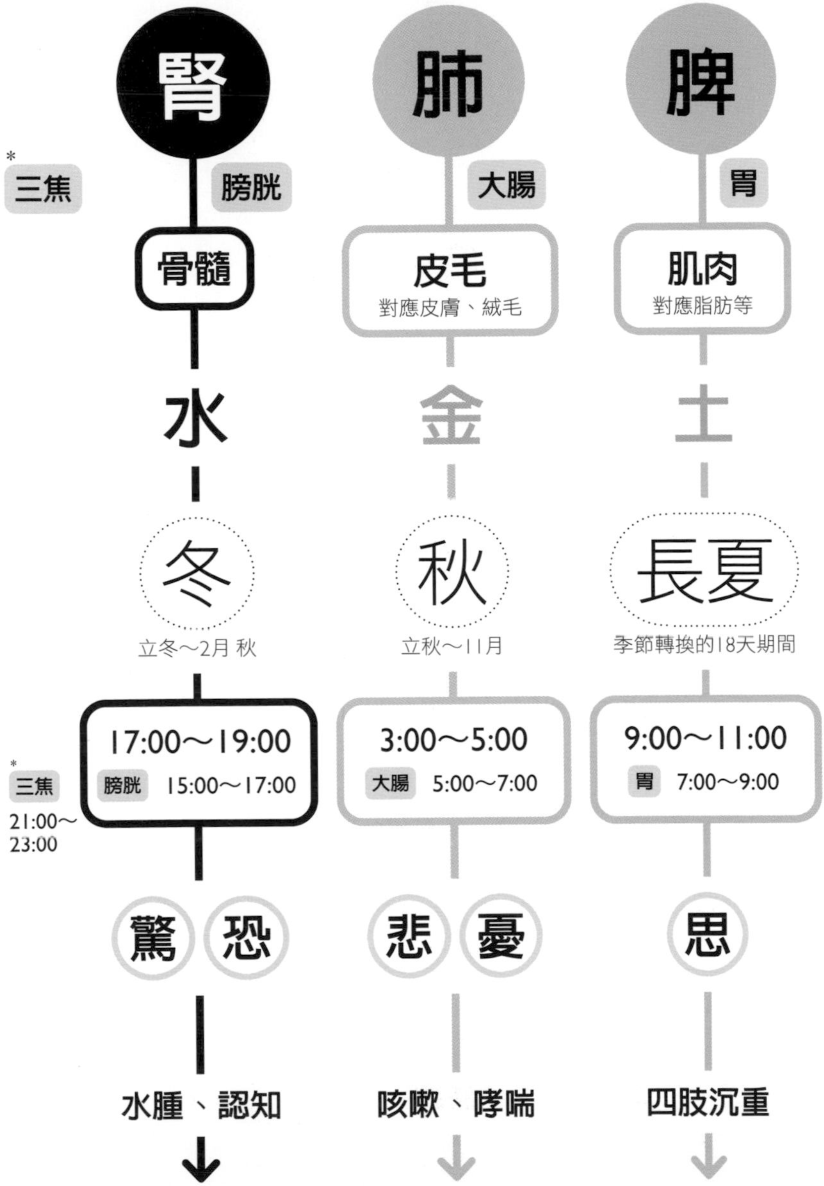

※六腑的三焦橫跨五臟。另外，如果以六臟的情況來說，「心包」是守護心臟的膜，對應的時間是19:00～21:00。

五臟地圖2

接續前頁，對應五臟的顏色、身體部分、行動等的地圖。

	心	肝
顏色	紅	藍
開口部	舌	眼
關節	手肘的小指端	腋窩
體液	汗水	淚液
五勞	久視 看太久	久行 走太久
五味	苦味	酸味

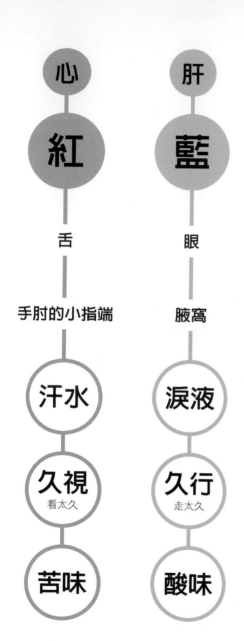

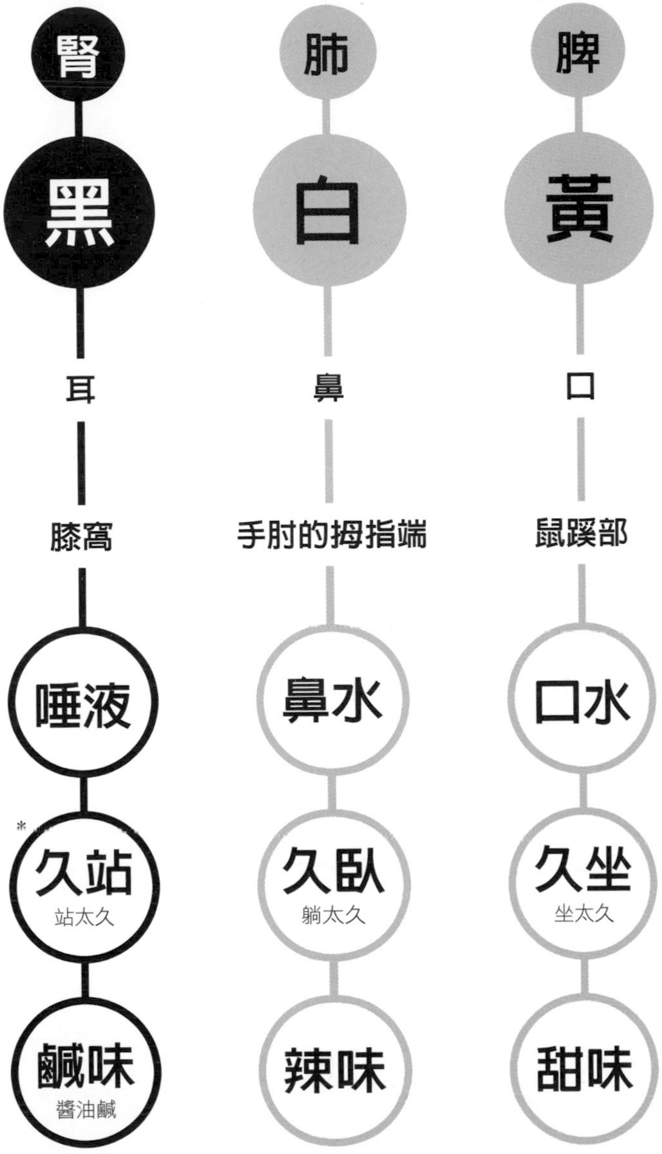
腎
黑
耳
膝窩
唾液
*
久站
站太久
鹹味
醬油鹹
肺
白
鼻
手肘的拇指端
鼻水
久臥
躺太久
辣味
脾
黃
口
鼠蹊部
口水
久坐
坐太久
甜味

Information

BHY SALON

由尹生花擔任負責人，主要實施以中醫學為基礎之施術的整體美容沙龍。目前在東京都內共設有3間店鋪。BHY是由Beauty、Health、Youth的第一個英文字母所命名而成。採完全預約制。諮詢隨時受理中。

http://www.bhy.co.jp/

BHY ACADEMY

本書介紹的五臟養護訓練課程等各種與五臟相關的知識學堂。可從單一講座開始聽講。

http://bhy-academy.com/

Staff

〈P.33～165 & 影片〉

攝影＝長谷川梓

〈P.33～127 & 影片〉

模特兒（P.33～127）＝橫川莉那

髮型＝藤原リカ（Three PEACE）

造型＝高橋由光

服裝贊助（P.33～127）

GOLDWIN株式會社
客戶服務中心

0120-307-560

BAJ株式會社
https://www.bodyart.co.jp/

RAMSAY
https://ramsay.jp/

BHY SHOP
https://bhy8tea.thebase.in/

〈P.132～165〉

料理、食品造型師＝井上裕美子（A-too）

食品造型師＝石川みのり（A-too）

設計＝廣田 萌（文京圖案室）

文＝葛山あかね

插畫＝市川リョウコ（sugar）

校正＝玄冬書林

編輯＝青柳有紀 川上隆子（Wani Books）

TITLE

五臟活起來　肝心脾肺腎的自然減齡術

STAFF

出版	瑞昇文化事業股份有限公司
作者	尹生花
譯者	羅淑慧
創辦人 / 董事長	駱東墻
CEO / 行銷	陳冠偉
總編輯	郭湘齡
責任編輯	張聿雯
文字編輯	徐承義
美術編輯	謝彥如
校對編輯	于忠勤
國際版權	駱念德　張聿雯
排版	二次方數位設計　翁慧玲
製版	印研科技有限公司
印刷	桂林彩色印刷股份有限公司
法律顧問	立勤國際法律事務所　黃沛聲律師
戶名	瑞昇文化事業股份有限公司
劃撥帳號	19598343
地址	新北市中和區景平路464巷2弄1-4號
電話 / 傳真	(02)2945-3191 / (02)2945-3190
網址	www.rising-books.com.tw
Mail	deepblue@rising-books.com.tw
港澳總經銷	泛華發行代理有限公司
初版日期	2024年4月
定價	NT$400／HK$125

國家圖書館出版品預行編目資料

五臟活起來：肝心脾肺腎的自然減齡術 / 尹生花著；羅淑慧譯. -- 初版. -- 新北市：瑞昇文化事業股份有限公司, 2024.04
192面 ;12.8X18.8公分
ISBN 978-986-401-717-1(平裝)
1.CST: 五臟 2.CST: 中醫 3.CST: 養生 4.CST: 健康法

413.21　　113002879